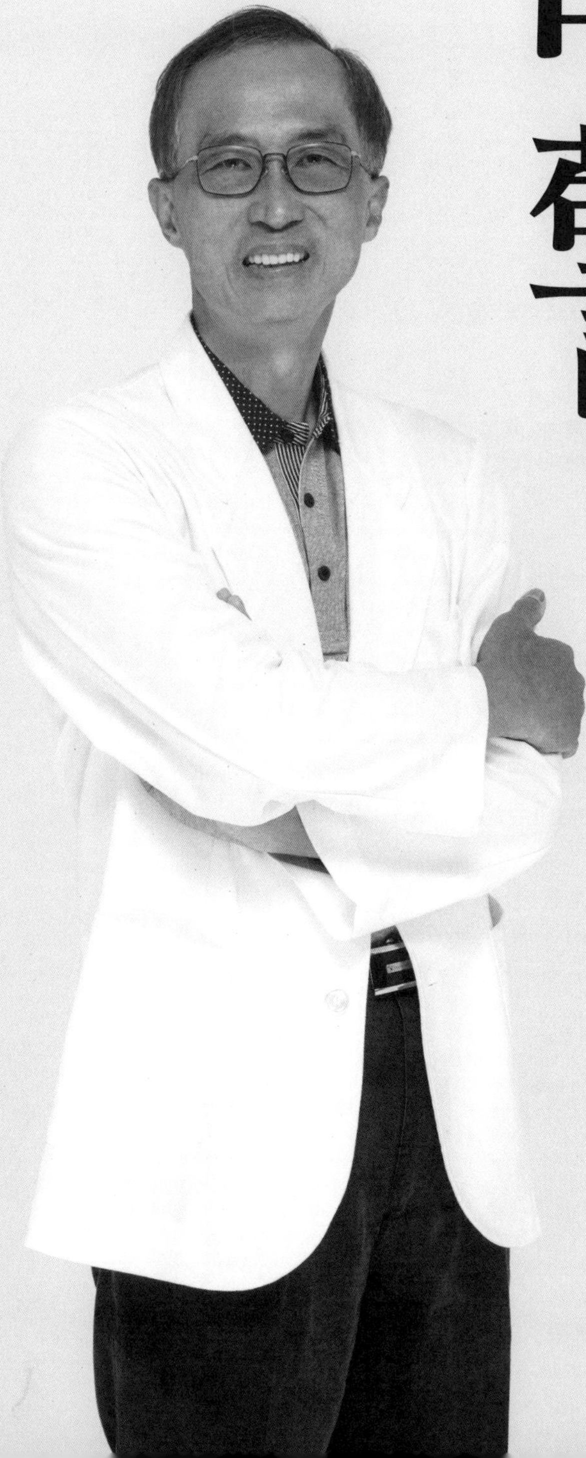

咳嗽警報

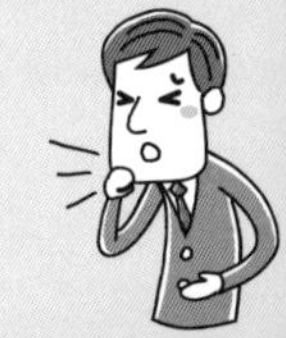

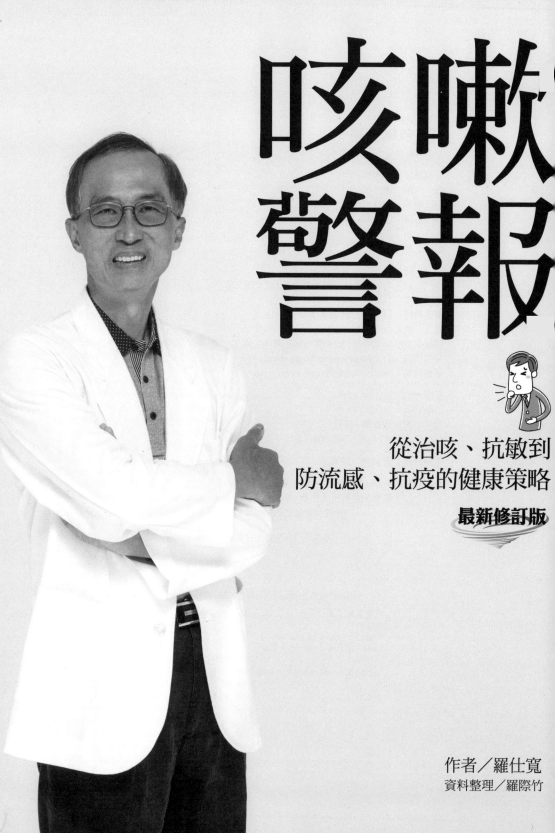

從治咳、抗敏到
防流感、抗疫的健康策略

最新修訂版

作者／羅仕寬
資料整理／羅際竹

Joyful Life 16 **咳嗽警報**

作　　者　羅仕寬
資料整理　羅際竹
插　　圖　盧正忠
內頁構成　費得貞
特約編輯　王舒儀
主　　編　高煜婷
總 編 輯　林許文二

出　　版　柿子文化事業有限公司
地　　址　11677臺北市羅斯福路五段158號2樓
業務專線　（02）89314903#15
讀者專線　（02）89314903#9
傳　　真　（02）29319207
郵撥帳號　19822651柿子文化事業有限公司
投稿信箱　editor@persimmonbooks.com.tw
服務信箱　service@persimmonbooks.com.tw

初版一刷　2016年11月
二版一刷　2022年11月
定　　價　新臺幣420元
I S B N　978-626-7198-08-7

業務行政　鄭淑娟、陳顯中

國家圖書館出版品預行編目(CIP)資料

咳嗽警報 / 羅仕寬著. -- 二版. -- 臺北市：柿子文化, 2022.11
面；　公分. -- (Joyful Life；16)
ISBN 978-626-7198-08-7(平裝)

1.CTS：呼吸道疾病 2.CTS：咳嗽

415.4　　111015820

好評迴響

幫助人正確追求健康的絕佳寶典

朱景雲博士（Dr. Timothy Chu）／中華傳輸因子學會創會理事長、中華民國能量醫學學會常務理事

三十五年是一段不短的歲月，與我居住於美國的年日相倣；近日非常有幸能搶先拜讀了羅醫師三十五年臨床經驗所累積的智慧結晶。（至本書最新修訂版，羅醫師已累積了四十年醫學臨床經驗。）

最初，這本書的書名——「咳嗽警報」並未引起我的閱讀渴望，雖然年輕時，也曾有過咳嗽長達兩、三個月都未曾痊癒的經驗，但近十多年來，由於不斷專注於免疫領域的研究與學習，健康狀況愈來愈好，較之往昔，早已不可同日而語！

所以這「咳嗽」二字並未能在第一時間吸引我的目光，但開卷之後，卻愈讀愈起勁，因為其內容的豐富，無數西醫、中醫或傳統療法的臨床經驗……遠遠超過我的預期，例如書中所提到的「高劑量維生素C療法」，我自己也曾親身體驗過，甚至注射到一次五萬毫克的劑量；又如BVPM超高倍活細胞顯像顯微鏡，我在美國也有親自操作分析過上千案例。正因為親身體驗過，所以更了解一位懂得各種自然療法，還要有能力將之巧妙整合運用的醫者是多麼值得珍惜、多麼值得敬重，以至於讓我閱讀完整本書之後，不僅非常佩服，更要大力推崇本書為感冒、咳嗽的專業神書。

個人也是整合醫學的擁護及倡導者，向來主張無論是西醫、中醫，只要能真正發揮效用、幫助人類改善健康的，雖然不在現行醫療體系內，都應該被廣為接納，甚至被肯定！

當然，羅醫師不只醫術超群，他的醫德更是出眾！書中不少地方寫出了許多醫師可能不會曝光的東西，但對讀者而言，這些部分卻是最寶貴、最能教育大眾，讓我們更有知的權利與分辨能力，是一本幫助人正確追求健康的絕佳寶典，願大家都能因此書的問世而受益！

病患之福

林建雄醫師／廣欣中醫診所

人的一生從小到老，最常罹患的病症就是咳嗽、感冒了。羅仕寬醫師是一位耳鼻喉專科醫師，臨床經驗四十年，非常重視這兩種十分常見卻又被人們忽視的病症。他很努力地尋找、研究各種診治的方式，來幫助病人真正的改善咳嗽、感冒，其中包含了傳統醫療的中醫，這其實不是一件容易的事。

羅醫師能出版這樣一本普羅大眾都可以讀懂且十分實用的書，告訴大家如何預防、診治咳嗽、感冒，分享許多新發現與祕笈，實為病患之福，也是從事醫療工作者必讀的一本書。在此向大家慎重推薦。

德術兼備的好醫師

張永聲／中華海洋生技股份有限公司董事長、臺灣聯合抗癌協會理事長

現代醫療針對疾病的診斷、預防與治療水準皆有顯著的提升，但是面對很多慢性病與長期位居全國死因之冠的疾病——癌症，現代的主流醫療——西方醫學仍面臨許多的挑戰與無奈。也因此有愈來愈多的醫師與醫療機構，積極採用及推展整合醫學與預防醫學，這種發展趨勢的確是病患的一大福音！

非常榮幸因為臺灣小分子褐藻醣膠而與羅院長結緣，羅院長是一位擁有四十年臨床經驗的好醫師，他除了具備最專業的醫術，更有令人敬佩與感動的醫德！

羅醫師的醫德與愛心展現在很多方面，比如：為了降低病患的感染率，他是臺灣第一個在診所裝設無塵看診與候診設備的醫師；為了真正恢復病人的健康，也就是治本而非只是治標，他非常謹慎的開藥用藥，同時也在處方當中使用保健食品來幫助病患，為此他還自掏腰包來補貼藥局；嚴格地為病患把關，僅選用經過科學印證的優良健康食品；虛心與勤奮的學習及運用整合醫學，耐心的改變病患的觀念、情緒與生活飲食習慣，進而達到身、心、靈三合一的全人治療。

除了藉此推薦文再一次向羅院長表達敬意外，也要誠摯的感謝羅院長對臺灣小分子褐藻醣膠的肯定！我們一定會繼續努力，讓這個來自海洋的優良產品能夠繼續對人類的健康有全面性的幫助！

整合醫療的勇者

鄭紹沂醫師／前布萊德完整醫學學術聯盟召集人

就一個以西醫學養執行醫療業務的醫者而言，「整合醫療」是以現有西方醫療體系為基礎，全面的拓展視野，涉獵所有有助於人體健康的健康理念、診斷工具與療法，取其經過科學驗證有效而對人體無害者，整合入原有的療法中，針對每一個病人或客戶，設計出一個最適合此人、涵蓋身心靈的治療計畫。個人以整合醫療的原則行醫已二十多年，且在過往的歲月中，與認同此理念的同好醫師們一起推廣理念，並舉辦許多相關的醫學研討會與工作坊。近年來，欣見全面的健康維護理念在臺灣醫界的蓬勃發展，以及同胞們健康意識抬頭，逐漸重視預防醫學。

一個真正仁心仁術的好醫師

陳立川博士／中華民國能量醫學學會理事長

一個好的醫師是在臨床上願意、也可以真正解決病人久治不好的疾病，即使是感冒、咳嗽這樣的小病也一樣，而不是用類固醇快速壓抑徵狀，不求根本解決的浪得虛名的名醫。

我十多年前在美國首都整合醫學大學教科學研究方法論，上課的許多醫師並沒有科學研究的訓練或經驗，因此不知道該如何在自己行醫過程做基礎的研究，但羅醫師顯然很有做研究的天賦，利用自己手上所有可檢測的工具，包括傳統與非傳統的檢測工具，來比對檢視治療前後同一病人的徵狀變化。病人治療前的狀態便是最好的對照，不需要用到所謂的學院派一味支持的黃金研究方法——雙盲實驗——一種愈做愈瞎、愈做愈忙，而且對病人的即時效應非常差的研究方法。

二十幾年前，美國常規西醫做了病人調查後突然發現，病人明顯地轉向另類或整合醫學求醫，這個趨勢幾年後變得更明顯，而且開始全球化，一如有機運動。

從病人的角度而言，一個真正會看病的醫師就如同一隻會抓老鼠的貓——實用！所以消費者用荷包對西醫無解的困境做出沉默的回應。從醫師的角度而言，考上名校、跟對老師，前途光明，錢途無量，可是高學歷、高知名度的名醫，其病人的病往往久治不好或一再復發，這樣的名醫又如何呢？只是空有虛名！

觀察入微是科學家的基本入門條件，沒有仔細的觀察，就不懂得如何提問題，不懂得質問就不求甚解，沒有解答就沒有自己臨床根據可言，只好用藥物推銷員推銷的藥物來治病。此外，要觀察入微就要在臨床上有定力與堅持，不然光看健保，忙著三分鐘看一個病人開藥賺錢，哪有空暇與心力思索解決病人的問題，只囿於重量不重質、誤人誤己的臨床生涯。

臺灣因健保與醫療資源分配之故，病人一直往醫學中心擠門診，感冒與咳嗽這種小病不是大醫院醫師的鍾愛病種，而慢性病在大醫院的制式醫療方法下又無解，剩下的只是救命用的急診，但又遭民眾誤用濫用，不論大小病一律往急診室送，瓜分了真正需要者的資源，這個後果是源自對自我健康負責的教育普遍失敗與早期灌注對醫師專業的盲目崇拜，我們必需再教育醫師與民眾思考與探究的方法。

羅醫師的《咳嗽警報》是民眾與醫師健康再教育的起始，裡面充滿了寶貴的臨床經驗，而且他仁心仁術地尋求病人可以負擔的天然取代藥物。例如，羅醫師首先觀察到病人感冒咳嗽不好都因難搞的黴漿菌作祟，因此尋求解決的方法，最後他發現碘仿甘油居然可以小兵立大功，連病人用了都會自己來討——更何況羅醫師先是用在自己身上，一如神農親嚐百草。這只是書中很多例子的一則，還有更多羅醫師自己試用過與在病人身上反應良好的天然治療方式。

因此，我極力推薦此書給大家，希望我們不必用愈來愈無效的抗生素與壓抑免疫系統的類固醇來折騰自己的感冒身心，引發無謂與無數的後遺症。

解開咳嗽之謎，指引病人達到真正健康的最佳工具書

蕭自佑醫學博士，臺大醫院耳鼻喉部主任、臺灣耳鼻喉科醫學會理事長

content／目次

好評迴響

具名推薦

新版序

前言

Part 1

感冒為百病之源 想救治咳嗽，先認識感冒

Part 2

「咳」不容緩

搞定黴漿菌，真正治癒各種咳嗽病

新版序

讓感冒或新冠病毒成為免疫提升的推手

在臺灣，自二〇二二年五月六日起，因為疫情爆發而開放基層診所視訊門診，我終於可以開始遠距看顧新冠病毒確診的病人，經過幾個月的實戰經驗，臨床上大致的總結是：一開始發病，病人的症狀以一般感冒的症狀為主，但有一個特點——那就是變化很大。可以像流感這麼嚴重，甚至更嚴重；也可以像一般感冒非常輕微，甚至無感；此外，頭幾天的病情進展相當快速，這點在小孩子身上特別明顯，因此，父母親在照護孩子方面務必特別小心。

從我臨床上的觀察來看，大多數確診的小孩子很容易發高燒，一燒就是攝氏三十九度、甚至四十度以上，並且往往會持續兩、三天，反覆發作下來，必然會讓當父母的非常緊張。除了就醫、服藥，還有什麼方法可以幫助孩子正確退燒、如何讓小孩子早一天度過難關，真的是十分重要的關鍵。

至於所謂的「長新冠」問題，則大部分出現在中、老年人身上。新冠病毒感染發病時，因為刺突蛋白而引發的健康狀況，最後會在心血管和呼吸道留下各種後續問題，加上成人可能自身有各種慢性病和老化的問題，因此染疫後容易引發各種併發症，威脅生命健康。

強烈建議中、老年人在平時就做好防備——做好抗發炎、降發炎，並且維持腸胃道良好的消化吸收能力，讓自己保持在健康、樂活的狀況，是相對重要的事。這幾個月下來，我發現到，平日有認真注意這幾個重點的中、老年健康者，確診後的症狀相當輕微，幾乎不會留下長新冠問題，即便有，也會在短期內痊癒的，反而是那些肥胖、三高又不好好調理的病人，容易高燒不退、嚴重咳嗽和二次細菌感染。

整體看來，新冠病毒感染、所有感冒問題與會不會二次細菌感染，整體來看是差不多的，所以，在感染後該怎麼照顧、該怎麼生活、該怎麼吃、該怎麼喝……跟我在《咳嗽警報》第一版裡所建議的，其實沒有什麼特別的差異，關鍵在於誰能把自己照顧好，隨時維持在健康狀態，並且做好防護盡量不讓感冒上身——只要身體足夠健康，即使新冠病毒上身，基本上也不會太嚴重，這才是最重要的。否則，每天新聞裡新冠肺炎的大數據統計（諸如：有多少人是重症？有多少比例的死亡？未來的發展可能會怎樣怎樣？），必然會令相當比例的人心生恐懼。然而，COVID-19 新冠病毒畢竟是地球上新出現的突變病毒，並且掀起了這麼一個全球性的世紀大疫情，想要恢復正常生活，若不是發展出真正安全有效的疫苗與藥物，就是直接經由感染確診以健康產生抗體，我們才能長存於地球上。

二〇一六年我初版《咳嗽警報》時，已在書中完全且清楚地記錄著，如何正確面對感冒與因感冒所引發最難纏的咳嗽問題。如今，新冠病毒在臺灣已然流感化，這也就是說世上多了一種「感冒病毒」，所以，我們更應該要知道如何正確面對這新病毒的感染，如果染疫了，要能因此而更強化自己的免疫力，讓自己更加健康地生存在這生命不斷競爭、突變的真實世界，這才是真正重要的大事。

大家都是明白人，兩年多以來，無論臺灣全民上下如何通力合作，得到的結論就是：任何阻絕或逃避之道，絕非長久之計，該如何共存共榮才是生存真理，這讓我思考著應該再度推出這本《咳嗽警報》，幫助大家安全面對新冠疫情，因為正確面對任何感冒咳嗽的道理，絕對永恆不變。

新冠病毒的可怕致命，事實上是非常不利它自己生存的，它要常存，就必須隨著疫情的演進往共存共榮方向突變。它愈突變，便會愈流感化，宿主愈不容易致死，病毒自己就愈容易生存，這是很基本觀念——達爾文進化論。換句話說，病毒最後且最好的結果是跟人類共存，這是大自然的鐵律，我們人類想要活下去，病毒也想要活下去，任何生命要順利繁衍活下去，就必須遵循這個鐵律。

只不過，新冠病毒的基因體是流感病毒的兩倍大，又都是善變的ＲＮＡ病毒。流感病毒已經夠容易突變的了，新冠病毒勢必會更容易有新的突變種出現，因此，不可避免的，未來大家勢必會有更大的機率必須面對一下子各種流感、一下子各種新冠、一個一個來甚至一起來的狀況，而這表現在臨床上，就是不斷地感染感冒。

「我又感冒了，怎麼辦呢？」

希望新版的《咳嗽警報》可以成為讀者在各種「感冒」期間最好的自我照顧參考書。每當感冒——包括新冠病毒的感染——而經歷各種身體的病程變化時，你都可以在書中找到需要的資訊，好好幫助自己度過一次次的感冒感染。

面對感冒，絕對不是一般大家所認知的，有看診吃藥就會好或藥就是一切，這是不正確的。

希望新版的《咳嗽警報》，可以讓每一位讀者從生活起居、食衣住行中學習到全面的自我照顧之道，讓各種感冒和新冠肺炎變成免疫提升的推手，而不是傷害健康的殺手！

與大家共勉之。

——二〇二二年，羅仕寬

前言

「醫師，我的咳嗽為什麼不會好？」

你知道醫生怕治咳嗎？

醫生的自尊心強，沒有一位耳鼻喉科醫生會在病人面前說：「咳嗽我不會治。」

咳嗽看似小毛病，大家也不太把它當一回事，然而事實上，一旦咳嗽變嚴重了，卻很有可能會危害到我們的生命。只是，當人想要深入了解咳嗽時，卻又感覺到它離自己好遙遠；對身為醫師的我來說，也是同樣的情況——明明是個小咳嗽，卻是我天大的難題！

感冒與咳嗽帶給我的難題

在醫院時，看到的都是嚴重如肺炎、哮喘或氣喘的患者，醫生們很自然制式化的進行治療，做詳細精密檢測，找病因同時給予症狀治療，住院時間十天半個月很正常。當時，我從不覺得咳嗽有這麼難治。感冒與咳嗽，在醫學中心其實是極不受重視的疾病——醫院內擠滿了各式各樣重症病患，每天都在跟死神拔河，小小感冒與這些致命重症相比，算什麼呢？

我在醫院服務期間，很少有人深入研究咳嗽和感冒，我也不例外，畢竟醫院裡可藉由各種檢查得到數據，能透過X光與電腦斷層看透病人一切，救命的設備更是一應俱全……要診斷、治療疾病，一點也不難——不過，自行開業後，情況就完全不一樣了！

來診所的病人一般屬輕症，又沒有辦法進行許多檢測以求得準確的數據資料，完全得靠自己的經驗單打獨鬥，而且是從零開始。從開業的第一天起，我就深深體會到，要在第一線打擊咳嗽是超乎想像的困難，對於自己的專科手術能力很有自信、曾在醫院不可一世的我而言，可說是在忽然間跌到了谷底，覺得自己實在愧對病人。

記得當時我打遍電話給認識的開業師兄或學長，想要探詢他們的多年心得，遺憾的是，對於該如何打贏感冒與咳嗽，大家都沒有一致的答案，除了對抗治療（對抗療法是常規醫學所使用的治療理論——利用對立的藥物將症狀逼出體外）外似乎沒有更好的方法了。

絕望之餘，我的鬥志也被激起了！既然開業了，這些問題總不能放給它爛吧！只好一步一腳印，累積實務經驗並嚴謹研究，根據治療的成效，見好就用，不好就收……如今，感冒與咳嗽看了三十五年（如今已有四十年，內文處再提及皆以四十年示之）的我才終於有點心得，我經常很感恩的告訴病人：「我的醫術真的是你們每天教我的。」真的謝謝你們，讓我能有所成長。

我僅是一介耳鼻喉科開業醫師，十多年前因緣際會踏入整合醫學與預防醫學，才開始真正有點了解，人的健康竟與小小的咳嗽息息相關。現在，我將這些心得寫成生命中的第一本書。

本書主要是從整合與家庭醫學的角度分析感冒與咳嗽的關係，真誠希望能給有需要的醫師與病人一點點實務幫助，我寫的都是臨床症狀與變化，冀望有心的教授與醫師們也能多研究一下其中真正的生理、病理機轉如何運作，這些發現才能變成一個知識與有系統的治療方法，嘉惠全人類。

沒有人不會感冒

感冒病毒的存在，是地球正常的生命體系之一；生命的存續，需要永保生理健康，才有能力不斷抵禦外侮。感冒病毒無所不在；對人類來說，感冒是敵人，無時無刻在想辦法入侵我們的身體，大部分人都是在感冒後免疫力降低，併發各種疾病而備受折磨，《黃帝內經•素問•風論》第四十二章：「風者，百病之長也，至其變化，乃為他病也，無常方，然致有風氣也。」

一個健康的人需要擁有不容易得到感冒、即使感冒也能迅速痊癒的身體——世界衛生組織（WHO）的人類健康標準就包括這一項（第五條：對一般感冒和傳染病有一定的抵抗力）。由此可知，感冒對健康的威脅不容小覷，只是，我們要如何做到這點呢？

就如《周易•象上傳》所說：「天行健，君子以自強不息。」大自然中日月經天、五行相生相剋的現象，啟發人們師法自然、回歸自然，以使生命永在。

去病小知識

世界衛生組織十項衡量健康的標準

- □精力充沛，能從容不迫地應付日常生活和工作。
- □處事樂觀，態度積極，樂於承擔任務不挑剔。
- □善於休息，睡眠良好。

□適應環境，應變能力強。

□對一般感冒和傳染病有一定的抵抗力。

□體重適當，體態勻稱。

□眼睛明亮，不發炎，反應敏捷。

□牙齒清潔，無缺損，無疼痛，牙齦顏色正常，無出血。

□頭髮有光澤，無頭屑。

□骨骼健康，肌肉、皮膚有彈性，走路輕鬆。

人類最常見的炎症反應就是感冒引起的，其中，冬天是感冒的旺季，是最需要小心防範的季節。感冒是經由各種**呼吸道病毒**感染後，引起上呼吸道黏膜腫脹發炎如鼻塞、流鼻水、喉嚨痛、咳嗽與發燒頭痛，從而引發二次細菌感染如鼻竇炎、中耳炎、肺炎甚至腦膜炎。

中老年人更容易會因為感冒而導致各種慢性病併發症，例如：血壓衝高引起中風、心肌梗塞與嚴重血糖飆高引起糖尿病併發症，甚至因為反覆感染而使得老人家免疫力逐漸被破壞，形成一個惡性循環……說**感冒是百病之源**一點也不為過。人類的晚年，有一大半是因為慢性病長期折磨之下，因感冒引起合併症，引發全身器官衰竭而死，因此，擁有堅強的免疫力與改善感冒的正確飲食、生活方法，讓感冒來襲時能輕鬆自然痊癒，是一件十分重要的事，也是長壽健康所必備，老年人更要特別注重這點。

以太極導引將感冒化為無形

不容質疑的，感冒是一種發炎現象。因此，如何讓身體與感冒和平共處乃是當務之急，你得先了解感冒，才能避免感冒併發症的摧殘；沒有人不會感冒，重要的是要擁有健康的身體、正常的免疫力，以及正確的應對方式，而自然醫學的根本精神，便是主張不要去對抗感冒，而是提倡太極導引。

《易經》云：「易有太極，是生兩儀，兩儀生四象，四象生八卦。」根據這個道理發明的八卦掌法、太極拳術能四兩撥千斤，輕易擊潰強大對手。若移物換之為醫生治感冒病，可依此理先強化病人腸胃機能與營養，多休息持盈保泰，多做伸展操活動筋骨，泡泡澡行氣活血，讓感冒病毒的拳腳攻擊降至最低，便能如太極化圓一般，將衝擊力化為輔助力量，變成免疫活性反應，迅速製造病毒抗體以消滅侵入人體的感冒病毒，所有的功法重點在於：**增強免疫力以降低感冒衝擊力道，讓感冒因此化為無形、消失**——這才是最好的方法。

咳嗽背後的真相

至於在咳嗽這方面，經過四十年的臨床執業歲月，我已發現，不論是何種原因的頑固咳嗽，只要加上抗黴漿菌的藥物（包括天然產品），大多數的咳嗽就會逐漸消失。起初，「為什麼」

這個疑問經常在我心中出現，直到踏入自然整合醫學的領域，隨時可藉由ＢＶＰＭ超高倍活細胞顯像顯微鏡清楚看到血液中的黴漿菌感染後，真相才逐漸水落石出。

ＢＶＰＭ超高倍活細胞顯像顯微鏡能做什麼檢查？

首先來介紹一下ＢＶＰＭ超高倍活細胞顯像顯微鏡檢測：

- ＢＶＰＭ是Bradford Variable Projective Microscope的縮寫，一九七八年由羅伯特・W・布萊德福特（Robert W. Bradford）在美國研發而成。羅伯特博士是布萊德研究所（Bradford Research Institute）的負責人，亦為華盛頓特區首都整合醫學大學（Capital University of Integrative Medicine）教授與研究部主任。
- 羅伯特博士的研究團隊經由約二十五萬個病人比對臨床病症與ＢＶＰＭ檢測結果，再經由進一步生化分析得到寶貴資訊。
- 包括兩種檢測——活體血液檢測與乾血檢測

(1)活體血液檢測

—不需染色。

—直接觀察人體紅血球、白血球、血小板、結晶體、細菌寄生蟲與其他雜質等結果。

—此結果得以窺得人體的免疫功能、營養吸收功能及生理狀況分析。

⑵乾血檢測

—以血液自然凝固後，所形成的凝結型態變化來分析人體生理氧化損傷的程度。

—以自由基病理學為理論依據，以乾燥後的血液，經二十五萬人次比對實際身體狀況。

—可以揭開人體一大堆的生理祕密，告訴我們目前是健康或是老化（過度氧化）、免疫力，以及營養均衡與否，需要做何種調養與保健等訊息。

臺灣在一九九七年時由布萊德完整醫療學術聯盟引進此兩種檢測，它們雖不是診斷型的儀器，卻為相當傑出的人體預防醫學初部檢查，也扮演著疾病檢驗中監視與追蹤的角色，其特點為省時、省錢、快速、靈敏度高，能達到有效的預防醫學檢測目的。

十多年來，我幾乎天天利用它檢查病情，常常有病人臉上現出驚訝、不可思議的表情——因為他們從一萬五千倍的ＢＶＰＭ超高倍活細胞顯像顯微鏡下看到了自己身體的狀況。您有什麼狀況，就有什麼血液表現，依此可以知道現在的您：

- 是否有立即的健康危機？
- 不久的將來將有何病痛來折磨？
- 我們可以如何立刻加以治療與預防？

這正是預防醫學的精神，可惜的是，如此簡單就能幫助病人預防疾病的利器，卻很少醫生在使用——因為耗時費力，即使收費低廉卻無健保補助，也因此降低了病人的檢測意願。

這些關鍵決定感冒後會不會咳嗽

我發現，從大部分病人主訴的感冒咳嗽，到已證實是肺炎鏈球菌肺炎，甚至肺結核病人的血液中，幾乎全都可以見到大量的黴漿菌；同時，我也注意到一個現象：當病人的黴漿菌檢測計數減少時，他的症狀也等比例的消失了。這些發現似乎在告訴我一個事實——**黴漿菌是大部分咳嗽症狀的主要關係病原**。

然而，隨著這個事實而來的，又是一連串疑問：為什麼仍有極少數咳嗽病人的血液內就是找不到黴漿菌？為什麼少數健康良好者的血液內也可能有黴漿菌？為什麼即便如此他們的健康狀況還是不錯？是什麼條件讓他們健康良好？他們即將要咳嗽了嗎……

醫生怕治咳（雖然他們不會承認），咳嗽對醫師來說，是非常棘手的病症，從ＢＶＰＭ超高倍活細胞顯像顯微鏡下的觀察心得，加上病人治療療程完成與否，以及飲食習慣、生活環境的比對下，我發現有幾個主要原因會決定一個人感冒後是否咳嗽：

⑴首先是咳嗽病人的血液，只要是還沒吃過藥，顯微鏡下大部分都可以發現到大量的黴漿

菌；一定要詢問病人的其他家人有無咳嗽症狀，因為**咳嗽絕對是一家人的事情**——在治療基本精神上，一人咳嗽，全家溫暖飲食，誰都不能置之度外。

(2)咳嗽病人的**腸胃健康幾乎皆有不足之處**，如腹脹、腹瀉、便祕、消化不良與食欲不振等等，甚至常因此斷斷續續的吃胃腸藥。這種人如果感冒了，就很容易久咳不癒。

(3)會咳嗽的人，**生活環境經常是潮溼且通風不良**，中國字實在奧妙，「黴漿菌」顧名思義：「黴」屬陰暗之物，「漿」就是水，即潮溼之意，而陰暗潮溼的環境最適合黴漿菌與黴菌灰塵共舞了。如果一個人的生活與工作環境陰暗潮溼又通風不良，他的體質自然容易虛寒，咳嗽也就更容易上身了。

在感冒與咳嗽的自我照顧上，其實有一大共同點——全家人是生命共同體，一人感染，代表全家都會被感染，至於會不會發病，則與個人菌量多少、免疫力好壞有關。在應對方面，首重環境衛生，一定要確實做到，絕不可偷懶；出入公共場合記得戴口罩，盡可能避免出入密閉環境與陰霾之處；飲食方面務必遵守強化腸胃道與補中益氣兩大原則，例如燥熱與冰寒食物盡量避免——大部分病人的臉色都不太好，屬虛症，需要全方位調整方能有長期效果。

請正確面對感冒和咳嗽，「相信方能做到，做到才能得到。」如此一來，就不會讓自己與家人受苦，感冒與咳嗽自然遠離，讓自己輕鬆享受健康生活。

PART I

感冒為百病之源

想救治咳嗽，先認識感冒

感冒、一般流感、世紀大流感和新冠病毒感染

認識感冒才能知己知彼

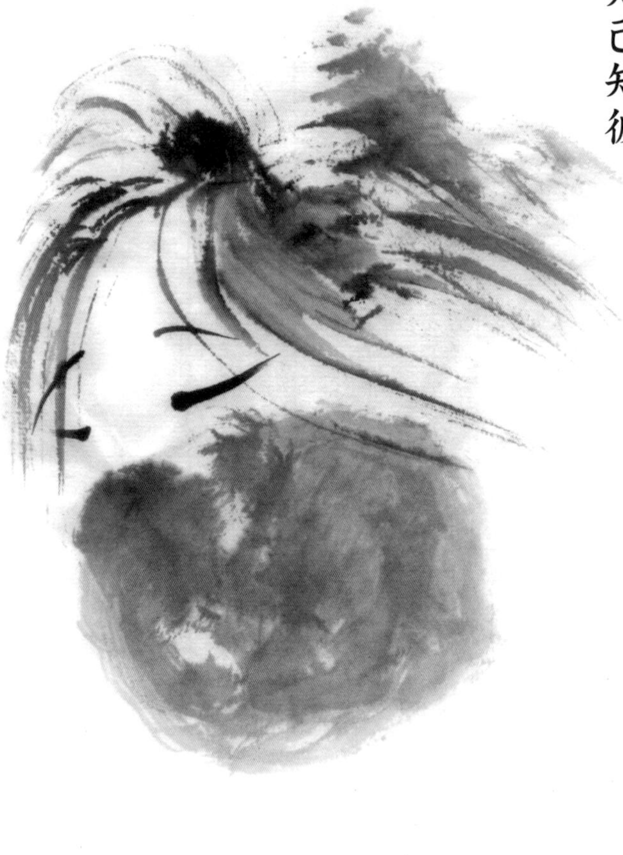

二〇一九年至二〇二二年，COVID-19 新冠疫情的出現與擴散，讓我們親身體驗到呼吸道疾病的可怕，更是昭告「咳嗽世紀」的來臨，全體人類所面對的，是多加一個呼吸道感冒病毒的新世界，我們絕對可以說，**二十一世紀是需要照顧咳嗽的世紀**。

新冠病毒就是一個新的感冒病毒，完全適用於對感冒的了解，我們共同見證到，一個新病毒的演變——從非常致命的 Alpha 和 Delta 新冠病毒，慢慢地變成比較不致命、能與人類共存的 Omicron 變異種，這其實正代表著新冠病毒也想要活下去，而想要活下去，就只能大家一起活下去——這正是現代版達爾文進化論。

如今，已逐漸流感化的新冠病毒已更適用於我在本書中跟大家分享的面對感冒、咳嗽之道。人人都不得不面對這個新的新冠病毒，因此，人人都更迫切需要完全了解：所有感冒都跟我們的整體健康息息相關。

我與感冒的不解之緣

自醫學院畢業後，我就與感冒結下不解之緣，耳鼻喉科住院醫師在教學醫院雖然主要以手術為主，但門診工作的感冒病人仍佔了不少比例。

坦白說，我診治感冒的醫術，可以說是在自己與病人不斷的感冒感染中慢慢學習而來並精進的。開業以後，感冒病人的比重更是明顯上升，所有新型感冒一發生，我幾乎都是診所內的第二個病患，這點雖然諷刺，卻也是醫生的宿命。除了看診，我也從自己中感冒彩券貳獎與預防感冒，摸索這人類最大的敵人——「感冒」中，得到非常多寶貴經驗。

然而，要如何充分了解感冒與咳嗽，對於個人診所而言卻是困難重重，因為開業醫師沒有「觀察」病情的特權，擺不出當初在醫學中心那種大醫師的架子，病人只要來看了兩、三次，處方卻不見效，客氣的，換一間診所看診，不客氣的在診間當面斥責，什麼醫師尊嚴，一點都不會留給我，更遑論不小心惡化還可能導致病人因肺炎併發症住院……

我相信，所有的開業醫師一定都有過這種慘痛的經驗，也正是這時候，才能真正體會到治療感冒與咳嗽的高難度，然而，再無奈也只能默默吞下，畢竟當了醫師就是要敲鐘，把病治好是我們的義務！

感冒的常見病毒

包含剛出生嬰兒易得的呼吸道融合病毒、玫瑰感冒病毒在內，共有一百五十餘種病毒會引發感冒症狀，另外常見的病毒有：

- 腺病毒與副流行性感冒病毒一、二、三、四型、鼻病毒、冠狀病毒、RS病毒、人類腸道細胞致病性病毒、科沙奇病毒、鸚鵡熱病毒、呼吸腸道病毒等等。

• 嚴重的流行性感冒病毒：A、B、C三型。
• 新冠病毒。

值得注意的一點是，這些造成人類感冒的病毒經常會產生突變，所以即使是對某一種感冒病毒產生了免疫力，也不能保證以後就此不再受其感染，這是人類與感冒病毒之間永遠無止境的戰爭。

健康的宏觀，應該是追求整體的健康，這是我個人行醫四十年來一直努力追求與執行的中心思想。

雖然民眾總是要等到生病了才會到診所求醫，然而，醫師該做的不能只是治療眼前的病症，而是應該要思考：

• 一個疾病該如何正確診斷與治療？
• 要讓病人了解一個疾病的前後該如何自我保健。
• 要讓病人從罹患的疾病中習得整體健康之道。

感冒與咳嗽自然也不例外，醫生要有能力診治病人，有方法讓病人在健康大戰中得勝，並因此遠離感冒與咳嗽的威脅。

難纏的流行性感冒

你一定也覺得，一般感冒有什麼好怕的，對吧？大部分人都認為感冒是再平凡不過的呼吸道疾病，但若是流感，那就大大不同了。

流感病毒的特點為在低溫期間的冬、春兩季非常活耀，與幾乎屬輕症的一般感冒相比，最大的不同在於，流感的呼吸道發炎症狀來得又猛又急，讓我們的生理與自律神經衝擊過大，不僅容易二次細菌感染成鼻竇炎、中耳炎與肺炎，對老年人更容易造成全身系統性炎症，引發多重器官衰竭、危及生命。

更重要的是，流感會突變，變強變凶，只有自己多注意減少接觸流感病毒，同時增強自我防禦能力，才能常保平安健康！

去病小知識

關於二次細菌感染

感冒初期是病毒感染，如無好好休息與保養，容易引發二次細菌感染。因為到公共場所——尤其是醫療院所——感染到其他病毒與病菌，這叫做二次感染。我經常看到病人頭兩天輕微感冒流鼻水，之後突然發高燒，流膿鼻涕，外加嚴重咳嗽、有痰，變成細菌性鼻竇炎、支氣管炎甚至肺炎，這其實就是二次細菌感染的現象。

另一個常見的情形就是病情大變化，明明剛開始是明顯感冒風寒，打噴嚏、咳嗽症狀，感冒症狀卻在幾天後突然消失，變成完全不同的症狀，噴嚏不打、咳嗽好了，可是全身燥熱，反覆高燒頭昏、全身無力，為什麼會這樣？這個情形就是病人被完全不同屬性的病毒感染；經多年觀察與全血檢測得知，通常都是EB病毒感染居多，會持續高燒三到七天後才退燒，部分病人甚至感冒症狀再現並帶二次細菌感染。

第一次世紀流行性感冒

一九一八年的世紀流行性感冒由西班牙開始，造成該年全球約二十%的人口感染，導致死亡人數大約有兩千萬至一億人，**可說是全世界有史以來，在同一時間內，造成最多人死亡的疾病**。

現代人類大規模研究感冒，就是從該次流感大流行後開始的，當時的學者研究發現，流感主要侵犯五歲以下孩童、七十歲以上老人，其中比較特別的是，二十至四十歲的青壯年也

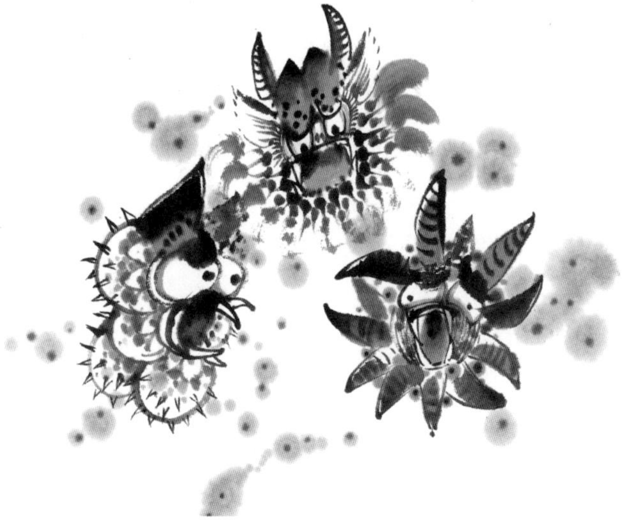

大量的受害，造成勞動力的嚴重損失，何況當時正是戰火連天的時代，更加凸顯感冒流行致使戰力喪失的嚴重性。

即使各國投入大量經費與人力研究流行性感冒，仍然只是跟著病毒突變演化的屁股走；之後每十年左右仍會出現一次大流行，同樣造成了數十萬至百萬人喪生，研發疫苗也因此困難重重，直到一九七六年成功研發流感疫苗進行實驗注射，疫情才比較有效的獲得控制。只不過，至今仍無人保證接受疫苗注射一定安全，還是經常有許多與接種疫苗有關的意外發生，但我們發現，每年在疫情流行前有先得過流感的病人和有注射疫苗的人，在大流行時較不易受到感染，雖不是百分之百有效，至少也達到一定的效果，人們仍應感激科學家對流感的努力。

譬如二〇一三年造成恐慌的 H7N9 流感之所以能迅速獲得控制，便歸功於科學家在短時間內找到突變的原因：由三株家禽與野禽流感病毒創造出來，讓原本對家禽類來說低致病性的 H7N9 流感病毒變成高度致命性禽傳人與人傳人的可怕病毒。於是迅速聯合農政單位撲殺已汙染家禽，隔絕與野禽的接觸，讓疫情得到控制。

流行性感冒為什麼會這麼嚴重？

流行性感冒病毒，簡稱流感病毒，是一種造成人類及動物罹患流行性感冒的核糖核酸病毒（RNA病毒）。

在分類學上，流感病毒屬於正黏液病毒科，分為A、B、C三型。A、B兩型在醫學上有臨床上的重要性，其中又以A型流感病毒具有動物宿主與各種變異亞型，對人類生命健康具有嚴重威脅性，而受科學家加倍重視與研究。

人類流感病毒最早是在一九三三年由英國人威爾遜・史密斯（Wilson Smith）發現的，他稱其為H1N1。H代表血凝素，N代表神經氨酸酶，其後的數字則代表了不同的類型。

流行性感冒的多變性讓人類飽受考驗，光是HA表面抗原血球凝集素（H抗原，Hemagglutinin）就有1到16共十六種，NA神經胺酸酶（N抗原，Neuraminidase）則有1到9共九種，H7N9就是H7型抗原配對N9型。不同的HA和NA蛋白可以互相重組，HA十六種乘以NA九種，即一百四十四種變化，因此，病毒會如何突變、感染何種家禽、鳥類甚至人類，以及其強度與嚴重性等，均難以捉摸。

一九八〇年，WHO重新修正了流感病毒毒株的命名法，流感毒株的詳細命名包含了以下六個要素：

型別／宿主／分離地區／毒株序號／分離年分（HnNn）

對於人類流感病毒，則省略宿主信息；對於乙型和丙型流感病毒省略亞型信息。舉例來說：A/swine/Iowa/15/30（H1N1），即核蛋白為A型的，一九三〇年在美國愛荷華州（Iowa）分離的以豬（swine）為宿主的H1N1亞型流感病毒毒株，其毒株序號為15，這也是人類分離的第一支流感病毒毒株。

流感病毒會不斷隨機衍化適應求生存，發生任何狀況都不需意外。

感染流感後的發病機制

流感的發病機制主要有三個步驟：

(1)流感病毒進入宿主細胞內：流感病毒會以血球凝集素與宿主細胞膜上醣蛋白或醣脂質分子上的唾液酸（sialic acid）結合，結合之後再將流感病毒與宿主細胞膜做融合而進到宿主細胞內。

(2)合成與轉譯組成病毒的蛋白質：流感病毒會在宿主細胞中釋放出病毒核糖核酸（Viral RNA），並在宿主細胞核中將病毒核糖核酸當做模板以合成病毒信使核糖核酸（Viral mRNA），然而病毒的蛋白酶並沒有將此病毒信使核糖核酸做修飾與保護的能力，於是利用自身的蛋白質將宿主內的資源化為己用，成功製造出需要的病毒信使核糖核酸片段，接著，此成熟的病毒信使核糖核酸會到細胞質中轉譯（Translation，以mRNA為模板，在核糖體上依序合成多胜肽鏈的過程）出相對的蛋白質。

⑶組合與釋放新複製的流感病毒顆粒：新做出來的核蛋白質（nucleoprotein）和三個P蛋白質（P protein）會回去宿主細胞核中，與正要複製出來的八個片段病毒核糖核酸會合，最後，新做好的核殼體（NP/P/viral RNA）會移動到細胞膜，並以出芽的方式離開宿主細胞（病毒會以核殼蛋白〔nucleocapsid protein〕切斷宿主細胞膜上的神經氨酸〔neuraminic acid〕），如此反覆大量繁殖，最終引發症狀。

世紀流行性感冒會不會再發生？

任誰也不敢說世紀性感冒不會再發生——即使疫苗生產出來，全民也都接種，因為人類對流感病毒的認識至今仍然太少，何時何地是否又有變異加強版出現也未可知。

值得慶幸的是，即使WHO在二〇一三年聲明 H7N9可能是比SARS更嚴重的病毒，蔓延情況和嚴重程度也絕不可能再像一九一八年這麼慘烈，因為一般民眾對自我保健的重視與實踐早已深植。

此外，我們有疫苗做全民大規模接種，有克流感（Tamiflu）、樂瑞莎（Relenza）等抗病毒藥物，有各種抗生素與各種現代醫療設備，眾多生技廠商也競相發展預防與增進防疫的保健品（甚至開發成制式藥品）……今天的人類站在很好的高度，雖仍有不足，但只要小心應對即可，完全不需要被媒體新聞弄得七上八下、人心惶惶。

今天世界上任何一個地方爆發新種流感或任何傳染疫情時，只要不輕忽，著手為自己做預防準備，其實就不用過於擔心受怕，你可以：

- **不亂吃東西：**遵照三餐正常溫暖、七八分飽的原則飲食。大魚大肉，三餐要配甜點，甚至宵夜、飲酒不斷，都會增加腸胃負擔與發炎的可能性，影響身體對抗病毒的免疫力。
- **不去人聲鼎沸之處：**如傳統菜市場、百貨公司、卡拉OK、夜店酒吧、餐廳等與人容易近距離接觸之處；搭乘大眾交通工具戴口罩、少說話，也是必要的動作。
- **生活規律，運動強身：**規律讓身心平穩祥和，適當運動能強化免疫系統。
- **補充各種保健品：**維他命C是我最推薦、預防及治療感冒的聖品，而且便宜又大碗。我建議感冒流行期間——尤其是已有家人流感發病時，只要腸胃無不適者，皆可每隔一兩小時（但避開空腹、飢餓時）就吞一顆兩百五十至五百毫克的維他命C。我建議許多病人這樣做，效果相當好，至今不曾被吐槽過，相當值得推薦（關於維他命C的詳細資訊請參考本書第七十六頁起）。

此外，一定要認定，任何一個國家發生新型流感，第二天便可能已傳到臺灣來了，知道自己不是超人，任何人（隱形的已感染人群）都有可能將流感傳染給你；再者，大家對新種流感都無免疫力，所以更容易引起嚴重的症狀，甚至可能致命。

感冒疫情爆發時，一定要記得：

- 對任何人都要保持距離，並且戴上口罩。
- 全面進行低熱量、高營養的溫性飲食政策。
- 隨時做好被「空襲」的準備，減少傷害。感冒是靠飛沫傳播，只要與任何感冒病人瞬間近距離交會，加上初次接觸此感冒病毒，就可能因吸入含大量病毒的飛沫而被感染。

冬天容易感冒或爆發流感

感冒最好發於冬季與初春季節（因為感冒病毒會在氣溫低時開始活躍），尤其在天氣忽冷忽熱、氣溫回暖、日夜溫差過大、陰雨轉晴時。

如果你又不小心讓身體著涼或是過勞、熬夜、作息不規律，身體終將變得匱乏，造成免疫力下降；又或者是運動過度導致乳酸沉積、流汗過多、運動結束後未能好好保持體溫……此時就是嚴重流感發作，或是一般感冒變嚴重的最佳時機了。

感冒病毒會不斷進化突變以求生存繁衍，冬季全新種類的感冒病毒會不斷出現，人類接觸新病毒後會產生抗體，對抗各種感冒。病毒的變異愈大，愈容易造成嚴重型的流感疫情，**要知道自己是不是得了嚴重流感，從症狀大概就很清楚了。**

嚴重流感發作的症狀

多年來，從流感快篩檢測經驗得知，嚴重流感的症狀有：

- 會嚴重打噴嚏、鼻塞、流鼻涕、喉嚨痛與咳嗽有痰。
- 臉色漲紅、表情痛苦、呼吸急促。
- 會肌肉痠痛，絕不僅僅是全身無力而已。
- 會發燒，而且常是高燒至三十八・五度以上，且會反覆發作。
- 病情進展非常迅速，二次細菌感染幾乎是如影隨形，如：鼻竇炎與支氣管炎，甚至肺炎都會在一兩天內發生。

去病小知識

流感快篩

流感快篩是診所快速確認患者是否罹患流感的方法，一般是利用病人呼吸道的分泌物做檢測，如鼻水、鼻涕、痰液，尤其是鼻咽腔部位的發炎分泌物，是病毒含量較高的部位。根據廠商報告，可以在十五分鐘內得到檢驗結果，約有八十%至九十%的正確陽性率，可診斷出是A型或B型流感，實際臨床上的結果也與檢測相似。

然而，依據衛生局所提供的流感確認標準，並無強制病人必須接受流感快篩檢測以確認流感診斷。

現今，衛生署有提供醫療院所免費對嚴重流感病人發放瑞樂沙與克流感抗流感藥劑的德政，主要根據是否發燒超過四十八小時或是有重症表現如肌肉痠痛、嗜睡頭昏，或是慢性病患者有併發症疑慮，同時帶有明顯流感症狀，就可以由醫師認定為流感，以避免快篩偽陰性的疏失發生。

普通流感發作的症狀

- 打噴嚏、鼻塞、流鼻涕、喉嚨痛、咳嗽有痰。
- 輕微肌肉痠痛、全身無力。
- 臉色不會像嚴重流感如此漲紅扭曲。
- 會發燒但不至於超過三十八度。
- 進展和嚴重流感一樣非常迅速，但較輕微，比例也低很多。
- 二次細菌感染同樣會如影隨形，如鼻竇炎與支氣管炎，只是比較輕微，比例也低很多。
- 症狀治療能有效痊癒。
- 大部分流感發作病人均屬此類。

留心老人和嬰幼兒的症狀

由於病毒的突變，以及每個人體質不同，當下的健康也各異，所以流感初期的症狀可說是千奇百怪，經常震撼我這名身經百戰的流感戰士，有的患者甚至不一定會發高燒、流鼻水、咳嗽、喉嚨痛，因此，面對流感絕不可大意——嬰幼兒與老人家更需要特別注意：

- **嬰幼兒：**突然哮喘發作、不吃不喝、嗜睡又無明顯症狀。
- **老人家：**過去從無氣喘的病史卻突然喘鳴大作、心律不整、呼吸急促、突然倦怠疲憊。

假使嬰幼兒和老人家出現上述的這些症狀，並且也排除了其他非流感病症的可能的話，建議一定要提早考慮可能是流感的先兆，否則老弱幼兒病患可能在一天之內演變成肺炎。

除此之外，老人家還可能併發慢性病併發症，通常是肺水腫、心臟衰竭、心肌梗塞與中風等迅速危及生命的症狀。

Omicron 新冠病毒發作的症狀

跟感冒的症狀相當類似，大多是上呼吸道症狀為主：

- 喉嚨痛。
- 流鼻水，鼻塞。
- 短期嗅覺喪失。
- 全身倦怠，少見肌肉痠痛。
- 發燒，兒童比例偏多，易快速發燒至攝氏三十九度甚至四十度以上，易有熱痙攣現象。
- 咳嗽，多為乾咳，初期容易劇烈咳嗽。

為什麼有人被傳染流感也不會發病？

從我個人接觸病例的臨床經驗來看，**嚴重的流感病例約僅佔所有流感的十%至十五%左右**，也就是說，新型流感的確會傳給全人類（因為大家都還沒有抵抗力），但為什麼一家人當中，常常只有一兩位有嚴重症狀，其他成員卻只是一點鼻塞、感覺頭重重的，而且通常過幾天就沒事了呢？

就像SARS期間，有不少家中有感染者的家庭成員被強迫隔離，但他們卻沒有出現任何症狀——這才是重點。

我的經驗是，這些沒有出現嚴重症狀的人，都是體魄好、氣色好、健康良好、活力充沛的一族，也就是說，如果能盡量做到WHO提出衡量健康的十項標準頁二十，**自己保持強大，其實就不用擔心流感來襲。**

感冒常是自找的，而且很多人常常在做「想健康卻反招感冒上身」的事。冬天，我們隨處都可能接觸到感冒病毒，但大部分時候不會有感冒症狀，是因為我們有良好的免疫力保護著我們——就像武俠小說裡的金鐘罩。然而，有很多情形都會讓免疫金鐘罩出現裂縫，讓我們生病，其中一個原因就是在**天候變化下吃屬性錯誤的食物，這十分容易讓人在一夕之間感冒受苦**（關於感冒與飲食的關係，將於〈多補不如少食〉一章有更深入的敘述）。

舉一個最常見的例子，我們都知道冬天冷，要吃溫暖的飲食以防感冒，但如今冬天變得愈來愈熱、溫差愈來愈大，又常發生霧霾使得空氣中充滿各種毒素，若不小心已接觸到感冒病毒，此時進補可就是自找麻煩了！例如前一晚恰巧吃了燒烤、麻油、老薑、米酒、麻辣、八珍或十全大補湯等燥熱大補之物，隔天就等著喉嚨痛、流鼻涕、咳嗽、甚至是發燒了。

虛不受補，依我對中醫的了解，初期感冒是外感風寒，屬於虛症，會讓人怕冷畏寒，接著造成發炎則屬虛火，是身體的內熱表現外虛狀態，補湯入口就是點燃火苗、延燒全身，若身體無力平衡，就容易發炎、腫脹、發燒了。

被感冒傳染是不可避免的，但健康的人就算被感染，大多可以輕輕鬆鬆的擺脫，因為腸胃好營養均衡，有運動體力充沛，不亂吃身體無毒，懂得放鬆心情……任何人若能了解這幾點，感冒戰開打時必能英勇殺敵、制敵機先，不讓敵人輕易得逞，也能在最短的病程中恢復健康。

輕忽感冒，可能致命

絕對不要輕忽小小的感冒，尤其流行性感冒常是終結晚年生命最大的力量，許多老年人都是在感冒後引發了原有慢性病的併發症，因而結束生命。一定要重視防範與對應之道，才能安然度過感冒，不留下痕跡。

除了流感之外，感冒症狀一般多不會太嚴重，卻很容易伴隨二次細菌感染，嚴重的病例甚至會導致肺炎、腦膜炎等等。年輕人與成年人即使如此，多半都能在接受治療後迅速恢復，鮮少有致死病例發生，但老年人可就另當別論了。

什麼叫做「老」？這個字要冠到一個人身上，至少要超過六十歲，年老色衰、皮膚鬆垮，皺紋增加，齒危髮禿、腰力體力大不如前；超過三分之二的人會開始出現高血壓、高血脂、高血糖等代謝症候群。此外，大多數老年人的免疫系統也隨著年紀增長而變差、變弱。

在這樣的生理基礎上，一旦感冒了，將更容易引起各種呼吸道感染併發症：發炎反應易使血壓更高，萬一肺部有感染造成組織腫脹（尤其是肺動脈壓）必然會更為嚴重；另一方面，當血液、淋巴循環皆因感冒虛寒而變得更差，血壓也會更難穩定，甚至迅速飆升……這十分容易讓老人家原本就狹窄脆硬的血管爆裂或阻塞，導致中風或心肌梗塞。雖然此時老人家的體力可能還沒有明顯的異常，又往往覺得感冒只是小事，過幾天就會自己好，但這一拖，卻很可能一不小心就因各種併發症而倒下。

老年人也很常在短時間內反覆感冒，產生愈來愈多併發病痛，最後因為敗血症加上多重器官衰竭而離世。我在醫師生涯中，看盡了許多類似的劇本，能不害怕自己會如此嗎？何況行文至此的我已五十九歲，即將步入老年期，做的又是超級危險的職業——看感冒的醫師。

因此，我每天必定服用能提升健康的生技保健品，如前面提及的**維他命C，加上益生菌與Ω-3**（亞麻仁油、紫蘇油與魚油）都是我對抗疾病的基本建議——而且一定會足量攝取，感冒期間維他命C的攝取更是超過一般建議攝取量的十倍以上。

如果經濟能力允許，最好能補充可增強免疫傳輸能力的小分子多醣體與小分子胜肽胺基酸，流感期間再加服能對抗感冒的保健品，如金銀花、紫錐花、蜂膠等。

去病小知識

小分子多醣體和胜肽胺基酸

這幾年來我接觸到的小分子多醣體為臺灣小分子褐藻醣膠，小分子胜肽胺基酸則為免疫傳輸因子，這兩種就是我個人心目中的免疫活力因子。

人體當中所有生理訊息的傳遞，都有賴這些小小的胜肽胺基酸和多醣體分子來幫忙完成，這些由醣類與蛋白質結合而成的醣蛋白，對人體的生理、代謝，可說是十分的重要。

小分子胜肽胺基酸的免疫傳輸因子是世界專利產品，是由初乳和蛋黃提煉出來的，它是一個分子量介於三千五百至一萬道爾頓、由四十到四十四個胺基酸所組成的多胜肽。免疫傳輸因子是人體內的免疫校正因子，以及細胞間免疫訊息的溝通者，其免疫活性幾乎完全不同於抗體，不會引發過敏反應、沒有物種專一性，主要的免疫生理功能很可能是通過提升自然殺手細胞和激活T細胞活性，最終達到增強免疫的效果。

至於大家所熟知的初乳與分離式乳清蛋白，也應含有類似成分，人類喝下後一樣可以產生相同的免疫增強功能——但需小心初乳可能引發過敏反應，可說是提供了大眾更多的選擇。

至於蕈類的多醣體——如臺灣最出名的牛樟芝多醣體——也非常好用，內含四種珍貴的活性成分：三萜類、β-D葡聚醣、超氧歧化酵素和腺苷，在臨床上可以促進免疫活性，達到T細胞增生、促進殺手細胞活性和巨噬細胞活性，一般人多半用於保肝、增強體力，臨床上用來增強免疫、治療感冒也很好用——我個人也是一個見證者。此外，最近很流行的酵母葡聚多醣體有同樣的功效，一樣值得推薦。

其實，**最簡單有效的流感治療方法，就是自我保護防疫，再加上正確飲食、完全休息**，不要讓感冒一點一滴的消耗自己的身體，避免流感趁機奪走我們的生命。

讓感冒成為「變健康」的助力

病毒是最古老的生命體與重要致病原，擁有四十六億年的生命演化，既然它們與人類一樣，都是地球生命圈的一分子，那自然任誰也無法消滅對方。不過，從四十年來面對感冒的經驗當中，我發現感冒有以下特點：

- 正確面對，產生抵抗力↓更能調適，更加健康，變成生命的強者。
- 錯誤面對，降低抵抗力↓變成溫室裡的小花，容易不堪一擊。
- 反覆感冒併發各種感染讓人變老↓各種病苦接踵而至，到處求醫。
- 最後併發多重器官衰竭而死亡↓無力回天、無可奈何。

人類與病毒都是生命，成功的生命可以繁衍延綿不絕，兩敗俱傷是最笨、也是走向滅絕最快的選擇，只有新突變的病毒會不顧一切殺死宿主，導致自己也一起滅亡；通常來說，病毒會走向共生一途，稍微利用一下宿主，我強則病毒弱，我弱則病毒強，衰弱者易受病毒感染，除非極度衰弱，否則不會失去寶貴生命。健康的人原本就擁有抵抗病毒的自癒能力，只要平時保持健康，**感冒後一星期左右自然會產生抵抗力——大多數人的感冒其實是不需要吃藥的**。

想把流感變成健康的助力而非恐怖的阻力，正確的健康觀念與絕對的執行力才是最重要的。我知道知易行難（對很多人來說真的很難），所以接下來，我會把相關的原理、做法分享給大家，讓大家在這條路上走得更順利一些。

去病小知識

維生素D跟人體免疫力息息相關喔！

關於維生素D，一般人對這個營養素的了解就是可增進鈣質吸收以保護骨頭，進而預防骨質疏鬆和軟骨症，不過，維生素D的功用絕對不僅僅如此。

維生素D是影響我們免疫力很重要的維生素之一。人體內維生素D包含維生素D_2、維生素D_3，皆由肝臟代謝成25-OH VitD，再由腎臟經羥基化反應成活化型的1,25-OH VitD，半衰期僅十五小時。25-OH VitD是體內維生素D主要存在的形式，半衰期為二至三週，其中超過九十五%是維生素D_3，因此，偵測25-OH Vit D_3可反應出我們體內的維生素D是否足夠。

人體可以自行合成維生素D_3，關鍵是要能適當接受日照，皮膚中的「7—脫氫膽固醇」經過紫外線UVB照射後，可以產生維生素D_3，因此，維生素D又被稱為「陽光維生素」。以臺灣地區的緯度來說，如果想要透過曬太陽來補充維生素D_3的話，建議可以在早上的九點至十一點或下午的二點至四點，露出臉、或手、或臂、或腿，曬個五至三十分鐘。

至於日常飲食，透過動物性食物（如魚類油脂、紅肉、乳製品、蛋黃等）和植物性食物（如紫外線照射蕈菇、豆漿和五穀雜糧等），都可以補充到維生素D。然而可惜的是，雖然這些食物都不難取得，但絕大多數的臺灣人都只攝取到建議攝取量的三分之二而已。若以血清濃度25(OH)D＝20ng/mL（衡量人體內短期可利用之活性維生素D的檢測單位）為標準，先進國家標準通常是30ng/mL。容易維生素D缺乏的族群，主要有哺乳媽媽沒曬太陽（母子同時都會缺）、過度防曬或不曬太陽的人、老年人、膚色較黑的人，以及少蔬果多甜煎炸烤的不健康發炎飲食者居多。衛福部的國人維生素D膳食營養參考攝取量建議是：五十歲以下成人，一天補充四百國際單位，五十歲以上則一天需要補充到六百國際單位。

維生素D的受體基因於一九八八年被發現存在於許多組織當中，包括副甲狀腺、胰臟細胞、免疫細胞、皮膚角質細胞、特殊神經細胞及腎小管細胞等——事實上，維生素D受體幾乎是在所有細胞中普遍表達，進而引導其在細胞內的功能，而維生素D的內分泌功能直接或間接地調節人類約三%的基因。

由於巨噬細胞，樹突狀細胞、T細胞與B細胞都是重要的免疫細胞，維生素D可以提升這些免疫細胞抗細菌、抗病毒與抗腫瘤的活性，以及合成白介素-12的能力，因此也與人體免疫力的好不好大有關聯。

所以，在面對席捲全球的新冠病毒時，拉高自己體內的維生素D濃度是十分有必要的——血清濃度25(OH)D大於30ng/mL很重要，然而，許多研究都顯示人們體內的維生素D濃度低於此標準值，短期的影響便是，容易引起輕度發炎與上呼吸道病毒發作。維生素D_3早期關於上呼吸道感染的研究顯示，是從改善流感病毒感染開始的，每天投予低劑量維生素D_3、每週投予高劑量維生素D_3，與未額外補充維生素D_3的對照組相比，上呼吸道感染率平均可降低五十%至七十%以上。

雖然目前尚無足夠證據顯示維生素D可以用於新冠肺炎的預防與治療，但這並不代表維生素D不重要。相反地，在新冠肺炎疫情期間居家防疫，更容易日照不足，補充維生素D更是我們在防疫日常生活中必須放在心上的事。

我應該打疫苗嗎？

流感疫苗是藥還是毒

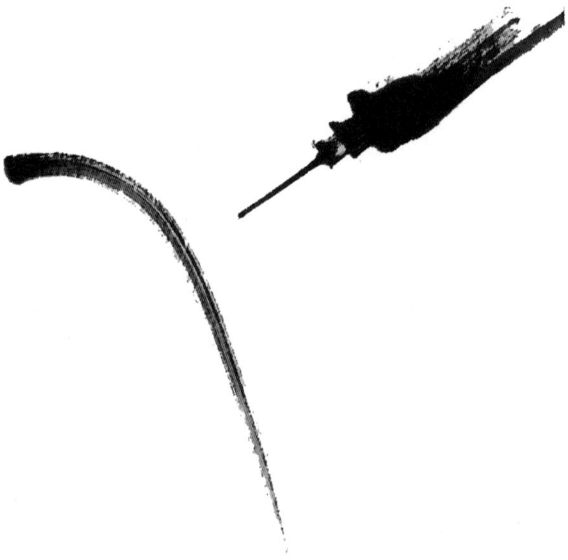

流感病毒非常善變，每次突變後，其免疫屬性就會改變，如果因而突破人類原本的流感病毒免疫力，人類將無法抵抗新突變病毒的入侵，進一步爆發流感的大流行。

流感病毒的突變愈大，發生流感的規模愈大，對生命的危害自然也愈大，所以人類才會每年生產流感病毒疫苗，為的就是利用流感特質推測該年可能會發生的流感病毒，以製造流感疫苗，避免大規模的流行。

然而，也常有病人會問：「我每年都有施打疫苗，為什麼每年還是照樣會得流感？」我只能回答，病毒太善變了，流感病毒每隔一兩個月大概就會突變，而疫苗病毒株其實是早在年初就決定的爺爺級疫苗，六個月以前的病毒株到九月施打疫苗時，可能早就突變好幾次了，對感冒的保護力已不斷下降，雖能讓我們在每年二、三月前幾乎都看不太到流感，但是一到春天……此時的疫苗多半已無法對新突變的病毒株產生預防作用了。

其實，今日我們施打新冠疫苗，不也正陷入同樣的困境當中？原因很清楚，疫苗研發的速度永遠跟不上病毒的突變。

去病小知識

萬能感冒疫苗有無可能研發成功？

我個人認為，研發萬能感冒疫苗是非常困難的，雖然未來有無限可能性，但是目前的疫苗知識領域仍相當受限，例如會引起感冒的 HnNn 病毒種類非常多，每種病毒對人類的侵犯力又不一樣，何況流感病毒動不動就在短期內突變——根據我的臨床經驗，大約幾個星期內就會發生。

一般而言，科學家預測突變方向是高度準確的，這點絕對是值得尊敬。人類每年九、十月會開打流感疫苗，但最快在十二月間就會陸續出現流感疫情，如果當年疫苗完全失準，那可就是噩夢一場了——幸好科學的經驗讓人類不容易發生這種災難。

除此之外，難題還包括：針對每種病毒製作一種疫苗根本沒必要，也做不到。

為什麼我會這麼說？

主要是攻擊方的病毒會不斷突變，突破人類科技防守線，求取更大的生存空間，防守方的人類也會不斷進化自我免疫系統，阻止病毒對人類的傷害。完全靠外力用疫苗防堵病毒的擴散與繁殖，忽視大自然這種進化的祕密武器，早晚會造成病毒大突變災難——畢竟沒有一個生命是想死的。除了生產易大規模流行、高死亡率的病毒疫苗尚屬有意義外，其他的可能多屬浪費。

再者，疫苗技術還有很大進步空間，例如：MERS疫苗即使製造出來，能保證安全又有效注射嗎？想一支疫苗通吃是不可能的！

從一九七六年天花疫苗的發明人艾德華・詹納醫師（Edward Jennery）至今，各種疫苗陸續問世，雖然有許多關於疫苗的負面評論，但無論是從何種觀點來看，基本上仍功大於過，所拯救的生命不計其數——或許你我皆在其中名單內。

接種疫苗到底好不好？

雖然從醫學報告與實驗數據上來看，證明全民都應該接受疫苗的施打，但基於流感的多變性與疫苗的有效性，再加上接種疫苗的安全性考量，我認為應該在有條件但書下才施打（但對小兒麻痺、五合一、日本腦炎等若未施打必將危及生命者，我則是持贊同意見）。

疫苗的發明是主流醫學的一大成就，可以有效保護絕大多數人免於死亡傳染病的威脅（接受疫苗注射的大部分人口能獲得保護，在流感大流行時不易感染，雖然防疫率不到百分之百，但仍有一定的成效），站在政府角度，要求全民施打較能確保健康無慮。

然而，疫苗不是萬能的，也有副作用（雖生產技術已逐漸成熟，副作用大為減輕，但仍沒人能保證接種疫苗一定安全），還可能有疫苗汙染、菌株錯誤、過敏反應甚至汞汙染中毒等狀況，因此仍不建議大家將疫苗視為萬能，以上隱憂都很值得重視。此外，幾乎所有流感致死病例皆屬有慢性高危險疾病一族（如肥胖、高血壓，糖尿病等等），平日的生理代謝本就不好，不論是否施打皆有危險。

至於自然醫學界，對於這樣違反原本自然免疫系統的做法，則是一面倒的反對。此外，各種疫苗內潛藏的微量毒素亦可能會影響整體健康，美國甚至有大量的訴訟案例，控訴原本正常活潑的小嬰兒在施打疫苗後導致自閉症，只是至今仍無直接證據可證明。

而在我個人的臨床上，也有不少小孩在施打疫苗後，很快的產生學習力降低的情形，還出現各種情緒症狀（如躁動不安、吵鬧愛哭和唱反調等）、不自主重複身體動作等；此外也有不少原本有異位性皮膚炎的小患者免疫力降低，反覆感染好幾個月，甚至病危住進加護病房好幾天。從這些經驗來看，自然醫學如此反對疫苗注射似乎也有其道理。

我個人對疫苗所見則是如下：

感冒疫情與環境病毒量成正比，對於一般健康的人來說，打不打疫苗不太能改變什麼，只是延後感冒流行的季節而已；不過，對於降低全民總感染與致死率等統計數字，絕對很有正面意義。

目前疫苗技術已相當成熟，相對的安全性也提高甚多，而疫苗的發明的確立下許多汗馬功勞，拯救億萬生命（普及化大規模疫苗注射能有效預防傳染病），和極少數特例案件與少許副作用相比，仍算功高於過。因此，我個人站在整合醫學的角度來看，是有條件的贊成注射疫苗；另一方面，我認為疫苗生產業者在製程當中需要更加小心嚴謹，並積極研發更安全的製劑，以避免副作用的發生，加強保護接種者的生命健康。

注射疫苗前的注意事項

如果你選擇接種疫苗，我在這裡提供一些建議，讓你與孩子能更安心地接受疫苗的保護。以下是注射流感疫苗前後，你一定要注意的事項：

(1) **腸道一定要健康**

能吃、能喝，有漂亮大便才能施打疫苗。我發現**幾乎所有在施打疫苗後出問題的病人，本身都有毒素堆積與腸道不健康兩大問題**，這兩個問題總合起來就是——毒素中毒。此時，注射疫苗就如炸藥點燃了引信，可能因此在疫苗接種者身上引發各種潛伏病痛。這是因為毒素已堆積到超過身體自身的排毒能力了——再怎麼吃藥打針，如果未能處理好體內的毒素問題，一定會事倍而功半。

(2) **沒有各種急性病症**

尤其不能發燒，為什麼呢？因為發燒就代表身體現在有發炎反應，必需先找出原因並加以解決，疫苗是去（減）活性病毒，會造成身體產生抗原抗體的免疫壓力，即使只有一點點發燒的身體也不適合再接受疫苗。此外，精神情緒也必須維持良好平和狀態。一定要符合此項標準，否則請務必延後施打。

(3) **多喝水、多吃蔬菜、多喝果菜汁**

讓身體保持高標準排毒條件，以應付疫苗的突來衝擊，此外，也可以多吃些香菜、蔥花、海帶、紫菜與味噌湯，這些都是很好的助排毒食材。

(4) **避免降低免疫力的行為**

注射疫苗後，人體的免疫力正被減毒病毒攻擊，暫時處於不正常的狀況，在接種疫苗後的一星期左右都應戴口罩、自我隔離少出門，尤其應避免去擁擠的室內公共場合；也不要淋雨、著涼、暴飲暴食、飲酒、熬夜等，直到疫苗所期待的抗體製造出來，免疫力提升後才可以恢復以往作息。

其實，施打疫苗的禁忌對象以及可能的危險都有打印在疫苗包裝說明上，但鮮少有人去看，只會在出事之後才拿來檢視，所以我才將範圍擴大做出以上建議，畢竟只有自己小心預防，否則出事了，你我都很難跟這些生產疫苗且財力雄厚的公司對抗。第兩百九十九頁的附錄一有每支疫苗包裝上「不建議施打」的標示，提供給讀者參考。

此外，也建議大家注意自己與（尤其是）小孩有無以下狀況，如果有，可要好好思考立即注射疫苗的必要性。

⑴吵鬧不已，沒有一刻鐘是安靜的，就連睡覺都哭鬧不休者更要小心。
⑵最近學習力、專注力，服從性、合群性與食欲是否有降低狀況。
⑶最近是否變得比較叛逆、暴力、脾氣暴躁不安，甚至不喜歡說話與回應。
⑷皮膚狀況是否變粗糙、落屑，是否長疹、黑斑出現，接受治療仍持續惡化。
⑸最近不斷生病、看病，病況反覆無常、無法痊癒。

再者，今日的生技和醫學與過往已不可同日而語，有許多好用的替代療法可供選擇，如

Zanamivir（藥品名：樂瑞莎）與 Oseltamivir（藥品名：克流感）可阻斷細胞內病毒 N protein 與唾液酸的分開與釋放，光使用兩項藥品便可大大降低人類的感染死亡率。如能加上順勢醫學、營養醫學、症狀治療及二次感染的控制，那就更萬無一失了。

總結來說，有注重保健的健康人是不需過度緊張的，對於是否施打疫苗，不急於一時可能是更好的選擇。

物極必反，小心病毒自尋出路

人類對於疫苗的依賴性，以及病毒自己本身變異後對宿主的傷害性，可以從同一論點出發：完全不給病毒活路是對的嗎？

當然，人類永遠不可能做到這點，因為生命必能找到出路。

流感病毒變得太毒，對它們自己來說也是沒有未來的，宿主死了病毒自己也得一起死——生命存在的事實，就是大家都想福祿壽、光宗耀祖；病毒也一樣，沒有生命喜歡被消滅，總是會想辦法尋找出頭天。

人類拚命防疫，不准流感病毒生存，便有可能逼迫病毒快速的改變自己；普及化施打疫苗雖然讓冬季的流感病人銳減，卻讓本應結束流行的春季變成流感旺季，原本怕熱的流感病毒也似乎變得較耐熱了……這些細節看似小事，會不會是下一次超級流感病毒反撲的徵兆呢？

更值得注意的是，情況似乎有愈演愈烈的趨勢。近幾年來，連夏天也有人得流感甚至致死，病例也逐年攀高——疾管局統計，民國一〇四年六月七日至七月四日竟然有一百五十二例流感重症，比前一年同期的七十五位高出整整一倍！

這絕對是一個值得留心的警訊，流感在冬季遭人類無情的打壓，那就只能在春夏季找尋活路了。況且夏天氣溫平均都超過攝氏三十度，明明就該是流感的休眠期，卻有愈來愈大量的重症流感病患出現，可能原因有二：

(1)天氣太熱，在密閉公共冷氣房待太久，導致病毒維持傳染活性。

(2)耐熱型A型流感變異株出現：這是我比較擔心的，萬一真是如此，以後就沒有所謂的流感淡旺季了。

我自己永遠是自己診所第二位最新變異種流行性感冒病人，二〇一五年九月二日那次得到A型流感，就是被一位感冒發燒至攝氏三十八・二度的病人給傳染的。猶記得當天下午，這位病人帶著三個一週前陸續感冒咳嗽但未發燒的小孩一起圍繞在我的診療檯邊，著急的對我描述全家的病情。

當時我腦中閃過「這是流感嗎？」的念頭，然而，為何只有大人發燒？現在外面依然三十幾度的高溫，有可能已經開始出現流感疫情了嗎？

於是我想：「那就再觀察一下吧！明天若有高燒，再做流感快速篩檢！」沒想到，這便是我感染流感的那一刻——流感的行蹤就是這般虛無飄渺。結果，這家人都沒有來回診——代表感冒應該就這麼過了。然而他們傳給我的感冒症狀剛開始還算是輕描淡寫，接著便導致體溫漸漸微升，開始感覺有點痠痛、輕微的流鼻水。由於這是我三十幾年來第一次在這麼熱的季節感冒，加上二〇一四年疾管局的恐怖流感統計數字，我直接為自己做了快篩——擺在眼前的，是明顯的A型陽性報告，雖然不致真的高燒，但持續痛苦的症狀還是讓我很不適應。

我也因此意識到：**流感正在適應被人類搞得快速變熱的環境**。因此，我無法否認，許多專家預測的超級流感可能即將到來，而大家只能做好感染防護，隨時將身體保持健康，才能隨時戰勝流感的侵襲。

症狀療法的無奈

要命的開藥及求診心態

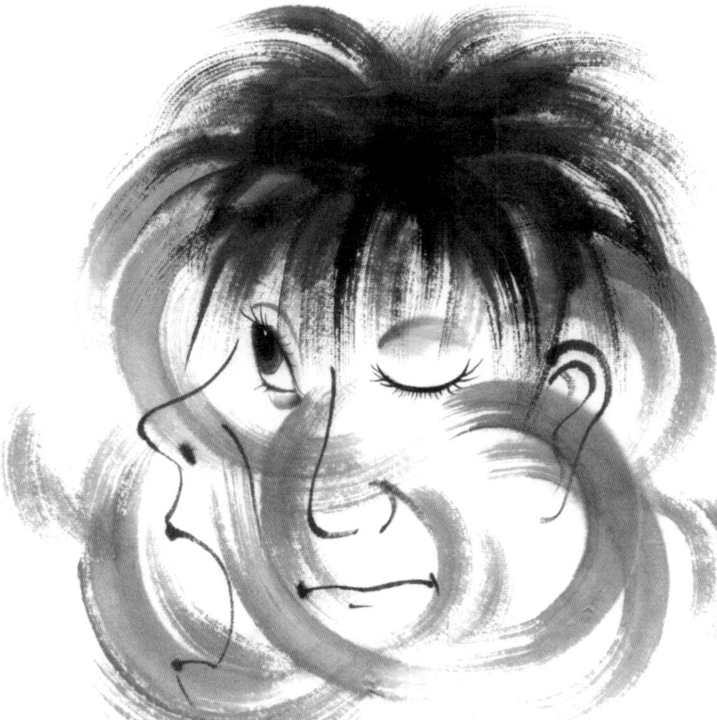

今天我要勇敢講述一段痛苦的臨床經驗，這樣大家就會知道醫生為什麼怕治感冒了。這可說是歷史的共業，而身為醫生的我其實很難啟口。

開藥背後的辛酸

醫院與診所面對的病人有著天壤之別，醫院病人多是需要住院、手術與固定回診的人，診所則以急性感染、感冒病人居多。說來汗顏，我在醫學中心六年來，看盡各種絕症、罕見疾病與危急重症，就是沒學會如何看感冒，因為醫學中心內，沒人重視、也沒人懂感冒，大家只知道症狀治療，若沒效或碰上難纏的病情，就先住院再說，所有檢查做上一輪，嚴重者就靜脈注射抗生素或類固醇，大多能拖過急性發病期，看似安然出院，其實問題可能沒有完全解決。

開業初期，我問遍所有前輩，想了解到底該怎麼治療感冒，卻只被告知某種抗生素、鎮咳藥很有效；真的不行就加用幾天類固醇，如果還是沒效，主動轉診至大醫院就對了。

當時的我當然不敢隨便用類固醇，但那麼多病人抱怨吃藥好多天都不見效，又能怎麼辦呢？於是，我終究只能開始在幾位病人的藥包中加入一顆二線（甚至三線）抗生素或類固醇（依健保藥品給付規定及醫師臨床經驗，抗生素簡單分為三線，第一線的安全性最高，沒有效時才改用第二線，第三線的使用限制最嚴格）。結果是病人大大讚賞藥效有夠好，我卻心虛得不得了。

雖然內心仍舊希望不到必要時候盡量不要用上這些藥物，可是我發現自己在對感冒不甚了解以及病人想立即見效的強烈要求下，還是會在不得已的情況下用上這些藥，而唯一能稍做補救的，就是盡量減少用量。

當時，某位耳鼻喉科教授發表了一篇文章，贊成感冒初期適當使用類固醇，這樣的說法雖然讓我稍稍安心了一點，然而在臨床上，我卻不斷看到經常使用類固醇與抗生素的感冒病人一再來診所報到，成了耳鼻喉科的常客。

這對我而言，真的是丟臉至極，讓我的良心相當不安，所以說什麼也要想辦法解決這種狀況。我心想，醫師用藥一定要真正為病人著想，所以剛開業的頭幾年每天看診、休息時，想的都是如何正確診治，讓病人恢復健康。

最開始，我能想到的就是給藥之餘，也開始在處方當中使用保健食品。舉例來說，我在成人感冒處方中停用所有的胃藥——也就是制酸劑，改加入維生素C、B群、消化酵素和酵母菌錠等等，缺點是藥包內的藥片多到嚇人；給小孩的處方中，則把所有的調劑糖粉換成酵母粉與開胃酵素粉。當然，衛教與生活照護是省不得的，這也使得感冒衛教單的消耗速度快到讓診所小姐來不及印，因此抱怨不已。

然而，你知道嗎？光是這些動作，一個月就要多出難以想像的花費！您知道一張處方箋的健保給付只有區區幾十元，要在這種情況下不用止痛藥、類固醇來治感冒，是多麼困難的事啊！我只能按月補貼藥錢給藥局，否則根本沒有藥局願意接我的處方箋，而另一方面，健保給付與藥事費卻逐年調降——我只能說，臺灣的開業醫師真的是「好人難當」！

去病小知識

其他國家的感冒治療

完全的症狀控制療法是有問題的，我相信改變要從醫師開始，接著影響病人的觀念，從點擴為線，最後全面改變。

早在二十幾年前，我就在美加地區觀察到，那裡的感冒病人似乎從不吃藥，就算罹患流行性感冒，也一樣先忍三天再說；萬一高燒不退忍受不了，開的藥也只有一、兩種，主要著重在退燒，鮮少使用到抗生素。醫師大都還是要求病人在家休息、多喝水、清淡飲食，大家都是以健康食品保養居多，一般居家自我照顧個一、兩星期，絕大多數都可痊癒。

這對當時天天需要開藥給病人的我來說，實在是最大的震撼，兩相比較之下，能不汗顏嗎？

然而直到今日，病人面對感冒的態度卻幾乎都是：

(1) 感冒了就馬上看醫生。
(2) 要求很快就能見效的藥。
(3) 給病人正確的觀念，卻很少有人願意做或真正做到。

(4)只重視藥物治療，甚至為了迅速見效要求打一針——這樣的看診心態也常常造成醫病關係的緊張。

開業醫師是第一線的作戰士兵，在這樣的氛圍下，說有多難為就有多難為。病人要的是快速消除症狀，還不允許醫師達不成要求，結果當然就是感冒藥愈開愈強、愈離譜——顧得了今天就好了，明天的事明天再說吧！當這樣的習慣成自然，最終結果就是小小的臺灣擁有全世界最大、使用率也最高的醫院，**醫院診所始終病患滿滿，洗腎率也是全世界最高**。

你吃的感冒藥到底是什麼？

感冒藥其實只是症狀治療，你可知道，有好多感冒藥其實根本不需要吃？

感冒藥其實不存在？

這世上其實沒有所謂的感冒藥，市面上一大堆強力推銷的綜合感冒膠囊，基本上就是對抗療法，只是用來緩解症狀、減少痛苦，服用的結果就是讓明明累得要死應該要休息的身體忘了要休息，於是你可以繼續去上班、上課，然而繼續消耗身體的後果就是讓免疫力進一步降低，增加二次感染的機率。至於醫療體系的做法，大致上也是如此。然而即便如此，多數的感冒依然能痊癒。

為什麼呢？那是因為上帝賜給我們的身體夠耐操，**這是人體自我免疫系統帶來的自癒，吃藥只不過是減少了生病的痛苦指數**；就算我們繼續狠操身體而不休息，似乎也只會稍微多吃個幾天藥，感冒依舊可以痊癒……然而，大家沒有意識到的是，這樣做所付出的代價，其實是加速生命蠟燭的燃燒。

我雖然經常為此憂心忡忡，但以我個人之力卻改變不了太多，因為這的確是最方便、簡單而有效的方法，即使出現二次感染，立即加上抗生素治療就不用太擔心，只是這過程是否真能完美無瑕？那就得看醫生的想法、推理與做法是否拿捏得宜了。

感冒藥真的有療效嗎？

感冒藥究竟是什麼東西？無非就是止痛藥、退燒藥、止鼻涕鼻水藥、止打噴嚏藥、止咳鎮咳藥、化痰祛痰藥、各種胃腸症狀藥（便祕、腹脹、腹瀉與嘔吐）……除此之外，當然就是西醫裡面最厲害的消炎藥了——這裡包含了兩種西藥：一種是抗生素加上抗病毒藥，另外一種則是類固醇。

我其實並不反對使用這些藥物，重點是什麼時候開始吃藥？什麼時候才需要吃藥？這些才是問題的中心。適當的緩解症狀以降低感冒的痛苦本是無可厚非，然而，**所謂的感冒藥雖能抑制、舒緩、解除症狀，卻不代表感冒已經好了**，因體內繁殖的感冒病毒，對人體所造成的生理反應仍持續著。

藥物本身沒有問題，少量使用可以幫助病人度過難關，然而至今開立症狀治療的藥物卻演變成醫病治療的主方，那就十分可議了——病人急於治療症狀，醫師怕風險而不敢不開藥，有需求就有一定有供應，這便是惡性循環之下的結果。這樣的治療模式早已深植大部分人的腦海，根本難以改變。

其實，上天讓我們感冒時發燒、食欲不振與有倦怠感，就是最好的治療之一，這可是造物者賜給宇宙萬物的自然自癒反應。古今許多名醫都提倡要遵守大自然的法則，但我們西醫在面對發燒、食欲不振時，卻總是輕易投予各種藥物，消滅所有症狀或勉強病人進食，使得多數病人不但不休息，還勉強工作與上學！這樣辜負上蒼的美意，只會讓病情惡化——尤其是「感冒打一針」的想法，更是罄竹難書！我常因為不願意開打針的處方而被病人責難，但又能怎樣呢？只能苦口婆心的勸誡，能聽得進去的病人只能多一個是一個了。

不吃藥的止痛妙方

感冒頭痛、喉嚨痛一定要吃止痛藥嗎？

止痛藥的迷思

一般來說，止痛藥在藥典裡就放在消炎止痛篇，痛就是發炎、紅、腫、熱、痛的主要症狀之一，雖然適量的吃止痛藥不會有什麼不適，甚至會覺得效果很好，這也就是止痛藥的廣告會大打元氣牌的原因，結果卻帶動了全民的錯誤用藥習慣。

止痛藥的一般副作用就是傷肝或是併隨傷胃，但你在藥品廣告和宣傳中一定看不到，此外，藥商當然不會鼓勵你儘早找出疼痛的原因（即使這是最最重要的），導致「痛就先吃止痛藥，服藥後不痛就當做有治療」的惡習——連醫師自然也無法置身事外，我就常遇到病人特別交代一定要放止痛藥，因為他頭很痛、喉嚨也痛、胸也又悶又痛。真的很讓人無言以對。

想緩解感冒時的疼痛，可以**多吃抗氧化、抗發炎的營養品**如暖性果菜汁、各種酵素飲品、維生素C，並且多補充溫性的水分。此外，頸背兩側的痛點、太陽穴、天柱穴、風池穴與合谷穴的自我按摩（見七十一頁），臉部熱敷、雙掌搓揉臉部及肩頸部位也很有效，洗個澡（能有蒸氣浴最好）、睡個覺休息放鬆一下也可以。

跟著醫生這樣做

暖性果菜汁

所謂的暖性果菜汁，是以五行中木火土屬性、鮮豔深色系的蔬果為原料製成的，當然，太燥熱的水果如榴槤、波羅蜜、荔枝與龍眼等，和比較上火的堅果類如花生、腰果、夏威夷果等就不包括在內，而太寒涼的蔬果如西瓜、哈密瓜、冬瓜、柑橘類（但檸檬屬木所以為例外）、白蘿蔔、白菜類等等——也不包括在內。太甜的水果——如葡萄、葡萄乾、蘋果、熟透香蕉與釋迦等等不反對使用，但一定只能是配角身分，總之不能用多，避免糖分吃太多而製造發炎反效果。事實上，還有一大堆的蔬果可以選擇，組合成非常多種您我喜愛的果菜汁。

喝暖是為了祛寒，蔬果汁爽口好消化、容易吸收，內容物皆是各種高含量的抗氧化類胡蘿蔔素如：α與β-胡蘿蔔素、茄紅素、葉黃素、花青素等等，也含有各種類黃酮如：槲皮素、兒茶素、山奈酚與花青素，加上大量葉綠素與各種蔬果酵素及纖維質，有點甜味又不會過甜，好喝又令人開心。

有一點千萬記得，感冒期間不可以冰冰的喝，可以先將蔬果汁的食材泡在溫水中加溫，去掉冰箱的寒氣，再利用慢磨機，或者加入溫溫的水，用果汁機打成果汁，這樣就完美了。

還有一個小叮嚀，就是飯後喝蔬果汁會增加腸胃負擔，建議最好當成兩餐之間的點心喝，或是感冒期間少量多餐，做為一小餐來喝最沒有異議（我個人看過的參考資料中，寫的最精闢的是康鑑文化出版，李芬蘭著作的《食林改錯七大排毒迷思》，值得研讀與參考）。

用咖啡和紅茶止頭痛

對於不常頭痛的人，萬一頭痛時早上喝一小杯咖啡也許會有幫助喔！我個人不喝咖啡，所以就改喝紅茶、烏龍茶與老茶等熟茶系列，效果同樣不錯。

這樣的建議至少超過二十年了，即使碰到非開止痛藥不可的情況我也幾乎都不會開到五百毫克劑量的普拿疼（除非是體重超重的病人），僅在有需要時用三百毫克的孩童劑量，而且只用一天。此外，我也會另外準備急用的止痛藥，否則半夜發生劇烈頭痛，常會嚴重影響睡眠、讓血壓飆高，還會使得情緒低落、容易生氣。不過重點仍舊在於，適當緩解疼痛的同時，醫師還是要把背後的原因找出來。

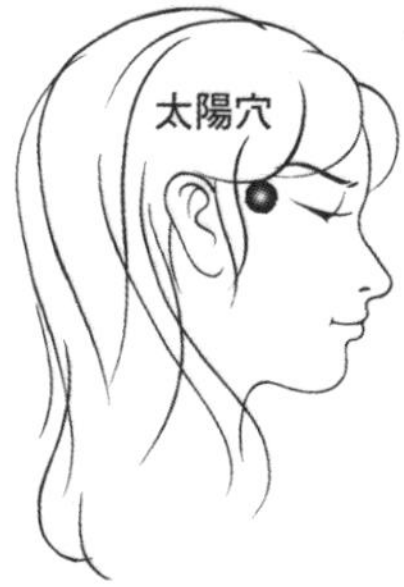

太陽穴眉毛與眼角連線交點。

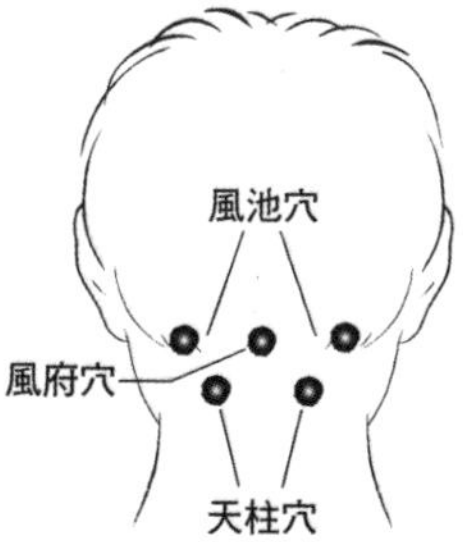

天柱穴位于項部，斜方肌外緣之後髮際凹陷中，約當後髮際正中旁開兩公分處。

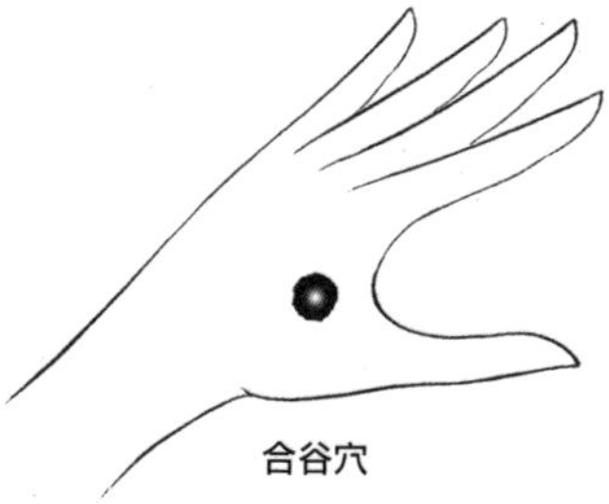

合谷穴拇、食二指合攏，肌肉突起處之最高點即是。

圖 1 太陽穴、天柱穴、合谷穴、風池穴和風府穴的自我按摩，有助於緩解疼痛

好用的天然止痛法

以下兩種止痛法是我最常推薦給病人的：

(1) **咖啡止痛法：** 白天時喝下一杯 7- Eleven 小杯量的純磨熱咖啡提神、增加血液循環。記得在半小時內至少再喝下約五百西西溫熱開水，補充因咖啡因利尿、排泄毒素所損失的水分。

(2) **紅茶止痛法：** 跟咖啡止痛法一樣是在白天執行，但可以延長至下午五點以前喝完即可。

早上將一包阿薩姆紅茶或等量紅茶葉用熱開水泡一分鐘，取出茶包；下午期間可以將浸泡時間減半。這樣喝茶的目的是，在喝到兒茶素帶來的好處之餘，還可以減少喝到太多茶鹼與單寧酸帶來的壞處。泡好的茶水用溫水稀釋至一千西西，喜歡的話，可以加一片切片檸檬來增加清香，在一小時內一口一口慢慢喝完即可。

這兩個方法屢試不爽，許多病人回診都會告訴我緩解疼痛的效果很好，我開給他們的緊急止痛藥包根本派不上用場。

每天刷五次牙，改善喉嚨痛

感冒就是一種發炎，發炎在身體的表現之一就是疼痛。感冒時口腔衛生的維護是最重要的第一步，門診經常發現**抱怨吃藥沒有效的病人一族，口腔衛生不好的情形非常高**，大部分皆可見到牙齦腫脹與牙垢附著，這代表著口腔住滿各種細菌、黴菌；感冒時身體免疫壓力正大，如果沒有好好刷牙保持潔淨清爽，無時無刻吞下的細菌口水與經由腫脹潰爛的牙齦黏膜微血管流入的牙周螺旋桿菌、鏈球菌、葡萄球菌等等，容易導致二次感染，增加失敗治療與使用第二、三線抗生素的比例。

換句話說，感冒時必須比平時更仔細、更多次的刷牙，**最好能一天刷五次：起床後、三餐飯後與睡前**。用不用牙膏倒不重要，清水刷也可以，再加上早晚用油漱口十五分鐘，簡單方便又有效。三不五時喝口溫熱開水，也可以同時漱漱口，更能保證口腔乾淨衛生，如此一來，紅腫熱痛的喉嚨自然痊癒的機會也將大大提高。

跟著醫生這樣做

油漱法的步驟

相關書籍上的漱油法，是使用十至十五西西的椰子油，時間以早上空腹最好，放輕鬆含在嘴巴裡十五至二十分鐘吸推翻攪，讓油和唾液充分混合、浸遍牙齒牙齦，幾分鐘後油會被唾液中的消化酶乳化成乳白色。千萬不可以把漱口的油吞下，因為油已吸附許多口腔細菌和毒素，吐掉髒髒的漱油後記得要用清水漱口，吐掉殘留的油。

我個人實際操作經驗是很難將一口油維持超過十分鐘，因為漱油時會不斷分泌口水，口腔內裝不下只好吐掉——記得要吐到垃圾桶才不會堵塞排水管。書上有解釋堅持二十分鐘以上才有療效，萬一無法堅持，可以吐掉後立即再含一口油繼續漱下去，直到滿二十分鐘為止。此外，除了椰子油之外，苦茶油、橄欖油、玄米油，葵花油與任何植物油也同樣好用，尤其苦茶油是臺灣特產，有天然抑菌效果，最棒！

降低發炎的蔬果汁

想緩解感冒疼痛，要從降低發炎著手，抗氧化值高的果汁、果菜汁或生菜沙拉，因為能降低發炎現象，因此對緩解感冒症狀有重要的正面意義，是能替代止痛藥的好選擇，只是仍舊要挑選正確的種類飲用，才能達到預期的效果。

感冒可不可以喝柳丁汁？

感冒時到底適不適合飲用柳丁汁？這個問題讓我掙扎了很久。就中醫而言，柳丁屬性微寒，對於外感風寒的感冒應該是扣分才是，然而，感冒時選擇不吃藥、只靠喝百分之百柳丁汁痊癒的例子卻比比皆是——尤其是在歐美地區，畢竟各種體質的人都有，感冒就是被感冒病毒感染所引發，身體屬性熱的感冒病人喝柳丁汁能調節體質，幫助痊癒。

如此分析以後就可以明白，屬性較偏寒的病人感冒風寒後當然會更虛，此時喝柳丁汁就會招致反效果，只不過是柳丁汁的高抗氧化效用稍稍彌補了其偏寒的屬性。因此，若在氣溫回升的好天氣飲用，會覺得滿舒服的，但若是在氣溫遽降或陰雨天飲用，就會導致不舒服的症狀加劇，這是我從許多病人身上觀察到的結論。

歐美地區之所以鼓勵感冒病人多喝柳丁汁，應是因為大陸型氣候較穩定乾燥，再加上飲食以紅肉為主的西方人在體質上較東方人熱實，喝柳丁汁正好能發揮調節作用，幫助抵抗感冒又不容易發燒。反觀臺灣的冬春流感季節，東北季風又溼又冷，所以不建議病人在冬春兩季的感冒期間喝柳丁汁，而是在非感冒期間飲用，可補充抗氧化能力，但也絕不能過量，避免過寒。

胡蘿蔔汁是感冒最推薦的果菜汁

我總是建議病人喝紅紅紫紫的果菜汁，紅色在中醫屬性就是火（不包括西瓜，因為西瓜屬水），溫暖不寒的果菜汁正好適合感冒虛熱的病人，各種深色類胡蘿蔔素、類黃酮、維生素與礦物質皆能抗氧化、抗發炎，果菜汁的水分與纖維素又可潤腸、退虛火。

我最推薦的感冒果菜汁是用慢磨機研磨、不加水的純壓胡蘿蔔汁，可以另外加一點蘋果、檸檬。檸檬雖然是柑橘類，但卻屬木，木生火反而可以驅風寒感冒，而且最好連皮一起使用——有機栽種的檸檬皮一般不會苦，還帶有點甜味，當然，有些種類可能還是會苦，碰到這種情形時可以稍微削掉一點皮，但檸檬皮的辛香成分才是行氣活血、抗氧化的主力，比果肉強多了，就算會苦，還是忍耐著吃一點吧！

至於其他昂貴果汁如藍莓汁、黑莓汁、山竹果汁等，就不是一般人負擔得起了，抗氧化值雖然高達幾千到兩、三萬，但若因其高價每天只捨得喝三十至五十西西，還不如喝便宜的胡蘿蔔汁，抗氧化值也高達兩百 ORAC/g（Oxygen Radical Absorbance Capacity），雖不如藍莓的兩千四百 ORAC/g、草莓的一千五百四十 ORAC/g、櫻桃的六百七十 ORAC/g、山竹果的兩萬 ORAC/g，但是相對廉價必可大量飲用，ORAC 加成後的總值反而更高。一次可以喝五百西西，自己壓汁成本僅需二十至三十元，每天喝兩杯都不成問題，簡直太划算了！

只是，經常有病人因此問我：「醫生啊？你是不是有肝病，怎麼臉色總是黃黃的？」這其實是因為胡蘿蔔素沉積在皮膚上所致，對健康並無妨礙，只要笑一笑，對病人解釋一下即可。

維生素C對感冒究竟是利是弊？

在大部分實驗中，服用維生素C對於改善感冒的數目比例上沒有統計意義，甚至有些人還拖持負面觀點，然而，維生素C是人類無法自行製造的維生素，也是人體內最重要的抗氧化物質，可以還原體內代謝過的穀胱甘肽與硫辛酸、清除自由基，我們仍必須補充。

二十幾年來，我所開立的感冒處方中幾乎都有維生素C，也從沒有病人抱怨吃了之後產生不良反應，就算進一步要求病人再額外補充，也從未聽病人回報因此造成什麼不適。我甚至發現，有攝取維生素C的病人比較好照顧，其中，額外再多服用者的效果尤其明顯，即使病情嚴重也不至於到需要住院的程度，是一個絕對值得信賴的方法。

專家的高劑量維生素C療法

最近看了托馬斯・利維博士（Thomas E. Levy）的著作——《治療不可能的治療：維生素C、傳染病與毒素》（Curing the Incurable, Vitamin C, Infectious Diseases, and Toxins），讓我大大的震撼。書上主張大量使用維生素C注射配合原有的治療，可治療許多以往不可能治療的疾病，包括所有的傳染病、各種中毒事件與癌症等等，利維博士更語重心長請讀者不要只是漫不經心的看看而已，要相信維生素C是可以治療痼疾的事實。

書上也糾正近來網路上傳言維生素C吃多了會腎結石的說法：

科漢等人（Curhan et al）的兩個研究顯示，四萬五千兩百五十一位男性六年來每日服用兩百五十至一千五百毫克維生素C（一九九六），與八萬五千五百五十七位女性十四年來服用維生素C（一九九九），**兩個報告皆未有增加罹患腎結石的案例，說明攝取維生素C是一個相當安全的補充品。**雖然維生素C的主要代謝產物是草酸，但書上提出許多證據顯示草酸鈣結石的形成與維生素C之間並無明顯關係，甚至在兩例狗結石實驗中，一例投予五百毫克／天的維生素C，持續六個月，另一例則用八千毫克／天的高劑量維他命C，維持四個月，兩例皆成功融解結石，無需任何治療。當然，我相信要證明維生素C不會造成泌尿道結石需要更多的證據，然而許多推廣分子矯正技術的書籍當中都有一大堆類似的正面結論，我個人幾十年的臨床經驗中，亦從未有病人抱怨服用藥包裡的維生素C後產生了副作用，加上這麼多治癒的病例，使用維生素C治療病痛可說是非常正面的。

我的維生素C實驗

高劑量維生素C療效更是值得推薦！由於書中所述讓人非常心動，我於是以自己和家人當白老鼠率先試驗。我的做法比較保守，最初只以每天不超過兩萬毫克的維生素C為原則，全家人注射後並無任何不舒服與影響，個個精神飽滿；我也因此開始建議病人使用，效果令我眼界大開，有使用的人都是感冒病人當中最快恢復的一群。病人回報的滿意度都是非常好的。

此外，維生素C的重金屬排毒效果也相當好，對螯合治療有過敏反應的病人改用高劑量維生素C，在臨床效果與BVPM超高倍活細胞顯像顯微鏡乾血檢測前後都有明顯的好反應。

根據我對我診所病人的觀察，半年下來癌症病人也相當滿意，持續注射者並無任何副作用，反倒能發現病人的臉色變得紅潤、精神良好，正在接受化療者更能明顯感受到化療後虛弱的身體迅速開始復原。甚至有一位被眼科診斷為白內障的朋友，在接受三天一次一萬五千毫克維生素C治療後，短短三週視野便持續恢復清晰。這位經常一塊兒打網球的朋友，原本常因為模糊的視野而打不到球，卻突然間進步神速——對我來說，這是從未有過的成就感，相信他應該也會驚喜到無法言喻。雖然他在三個月後還是接受了白內障手術（因為他在兩年前接受過一眼的白內障手術，造成雙眼視差近四百度，戴上單眼調整眼鏡矯正又難逃頭暈的困擾），但術後復原狀況良好且非常迅速，令他本人嘖嘖稱奇。

診間故事、

高劑量維生素C治好我的流感

我自己就是測試高劑量維生素C對流感治療成效的第一人，二〇一五年九月二日，一個雖已入秋但氣溫仍超過三十三度的大熱天，我竟得到了A型流感。

頭一日使用十五公克（一萬五千毫克）維生素C靜脈點滴注射一次後沒有特別感受，雖有服用克流感與所有的感冒保健品如金銀花、紫錐花、蜂膠、口服維生素B與C、傳輸因子、酵母葡聚多醣體、酵素與酵母菌等等，但經過星期六、日兩天休息，症狀持續，全身依然提不起勁。於是我克服心理障礙，一天注射兩次、每次二十公克，共四十公克（四萬毫克）維生素C——這是我所未經驗的巨量，隔天再注射一次十五公克維生素C……驚人的效果出現了，所有症狀在兩天之內消失無蹤，身體迅速康復；這也是我三十幾年來每年必定感染流感兩、三次的痛苦經歷下，第一次得流感不必服用抗生素就過關，也是第一次真正體驗到血管內一天注入超過四萬毫克的高劑量維生素C。更重要的是，我完全沒有任何的不舒服！

在流感的季節裡，身為一個耳鼻喉科醫師，我每天都要跟病人近距離面對面，被打噴嚏、咳嗽、噴口水，一年中彈兩、三次已是家常便飯，想當年沒有流感疫苗，沒有克流感與樂瑞莎等抗流感病毒專用藥，更沒有N九五口罩和增強免疫的生技產品，醫師得流感，痛苦一點也沒比病人少；除非發燒而必須在頭兩天請假，否則診所不能關門，診要照看——在最忙碌的季節受這種痛苦，非常人能體會，今日的醫學診斷、治療及保健上都能有如此長足進展，實為人類之幸。

少量多餐維他命C加喝溫水止痛法

少量多餐維他命C加喝溫水止痛法，是我近一年來大膽推薦的止痛法，效果也非常好，並不輸給紅茶與咖啡止痛法，選其中一種一起合用，還能讓維他命C止痛法的成效更好。

我個人建議頭痛時只要沒有胃腸不舒服，可以每小時吃五百毫克維他命C，一小時一顆，吃到頭痛舒緩為止；劇烈頭痛時劑量可以加倍，我個人一天最高口服劑量是六千毫克，但一定要不斷喝溫水增加新陳代謝與尿液排泄量。在喝咖啡與紅茶同時也可以一起做，效果更明顯，維他命C的高抗氧化能力可清除自由基、還原穀胱甘肽，迅速恢復身體機能。

如此建議了病人一年，回診的病人有人說很棒、有人則是不斷致謝，至今還沒聽過任何異議。但總有病人懷疑維他命C這樣子不會吃太多嗎？我參考過許多書目，當中的建議量全都不止這個量，我甚至曾每天口服四千到六千毫克長達兩個月，仍舊一切安好，所有檢測值也都很正常。截至本書初版上市前，我每天依然服用一千到三千毫克的維他命C，一年來最大的心得是感冒比往年少，感覺更輕鬆更自在。

至於維他命C的選擇，我會建議：

(1)天然維他命C製劑。

(2)長效錠劑或是用吞服的微粒膠囊。一般市售的維他命口含錠易有調味劑、色素、人工甘味劑或防腐劑疑慮；至於維他命C發泡錠，還另有起泡劑和鈉攝取量超標的顧慮，僅建議一天兩錠為上限。

抗生素是我的敵人嗎？

抗生素抗藥性與解決之道

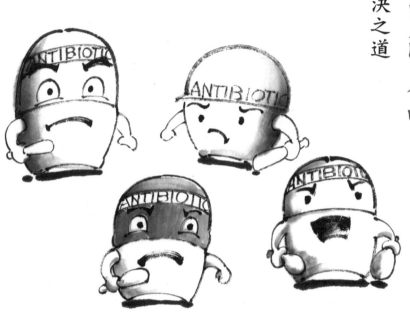

我說白一點，抗生素不是敵人也非朋友，要小心伺候。有感染症狀時，只要身體狀況撐得住，並無嚴重虛弱無力、肌肉痠痛與發燒超過三十八・三度，能靠「本國軍力」——自己的免疫療癒力，就盡量以休息養生為上策，別動不動就想要吃抗生素立刻見效，甚至還希望打一針「外國援軍」……畢竟依賴久了遲早會造成抗藥性，導致藥石罔效，屆時可就易有生命危險了。

臨床經驗告訴我，要用抗生素就一定只能贏，輸了就是不歸路（當抗生素無效時，必然會用上更強的抗生素去控制病情，然而一般診所並無事前做細菌培養，輕率投予抗生素只是淪為亂槍打鳥）；雖然目前有一些新製程抗生素問世，但這些人類最後防線藥物最好永遠不要用到自己身上，醫生一定要有所堅持與自信，一定要對病人衛教養生的重要性，而不是隨之起舞。

重整腸道健康，脫離抗生素依賴

醫生要有警覺心，更要告訴病人保健常識。

靠抗生素養大的小孩我看得很多，同時也是最令我擔憂的——慚愧的是，我很可能就是加害者之一。一個小孩子發高燒、黃膿鼻涕、咳嗽摻雜著濃濃痰音，可能併發中耳炎而耳朵痛，可能會吐、劇烈頭痛、哭鬧，或是扁桃腺化膿發燒、各種膿瘍細菌感染，遇到這個情形，我一定會使用抗生素治療，但有時會發現怎麼會有病人這一、兩個月在反覆細菌感染並服用抗生素治療，病情不但沒有改善，反倒持續惡化，抗生素愈用愈強，情況仍沒有好轉。

此時，醫生一定要有警覺心，**當小病人免疫力明顯降低，容易臉色灰暗、無精打采、食欲不振，腹脹、便祕、腹瀉亦經常伴隨而來……這些就是我心目中抗生素濫用症候群的初期症狀，**一旦發現，就要儘快改變處方方針。

通常，我會仔細跟病人解釋問題的嚴重性，並且要求加強腸道的保健，加入大量的酵母菌與開胃酵素，也會刻意加入各種維生素甚至保健品；在沒有明顯痛苦表現的外毒素症狀時（如沒有發燒與頭痛、肌肉痠痛等），即使黃鼻涕、膿痰仍然不斷，抗生素一律儘早停用，全面以上述保健用品取代，並要求病人採低碳水化合物、高蛋白質、好脂肪的五顏六色健康飲食，以強化孩子的腸道，重建自體免疫力。

根據我個人經驗，這樣子做之後，一大半的小病人都能明顯感受到病情的緩解，並脫離抗生素依賴，這些經驗常讓我反省抗生素真的要小心用，雖然不可能避免使用，但絕對不能濫用；此外，醫師一定要認知到——**重建腸道健康，是解決抗生素抗藥性最重要的動作。**

謹慎使用抗生素

抗生素當用則用，想想沒有抗生素的年代，任何一個疫情都可能造成幾萬、甚至幾百萬人喪命——一個世紀以前，人類平均壽命甚至只有三十歲！因此，依據使用結果，我們不該全盤否定抗生素的價值。

然而，絕不可輕忽抗生素的輕率使用。一個醫師無論身處何科別、什麼職位，都應謹慎應對：什麼才是細菌感染？什麼情況需要使用抗生素？

我個人的標準是，一定要有紅腫熱痛的現象，有發燒也有膿性分泌物，需併有肌肉痠痛——而不只是全身無力，容易有食欲不振、噁心嘔吐……這些都是細菌感染特有的外毒素全身症狀。此外，即使一個病人有黃鼻涕、黃痰，若沒有其他全身不舒服的症狀，最好以支持營養療法幫助病人度過難關。

事實上，無論病人的狀況是否需要使用抗生素與症狀治療，我一律都會加上營養療法。我這樣做已經超過二十年了，跟剛開業只知道對症下藥的療法相比，結果真有天壤之別。我也深刻的體會到，人的恢復力原來如此驚人，只要多給病人這一點點修復力，抗藥性就不容易發生，即使發生了，我會直接要求病人徹底調整生活飲食，休養身心，事後幾乎都不容易留下什麼後遺症。

殺敵一萬自損三千，國家的防禦力降低，又受敵軍環伺而得不斷出兵殺敵，自然會缺兵少糧，最終戰敗亡國——古今中外，戰爭打的都是補給戰，兵多將廣、糧草充足，就等於打贏一半了，剩下的就是兵法戰術了。

醫生在**使用抗生素治療的同時**，**給予益生菌、各種營養補充品與維生素**，就是不斷補充糧草，對疾病自然能做到速戰速決，大約一星期內就可停用抗生素，停掉之後，我會請病人務必配合，繼續「補充糧草」調理生息。

任何人使用抗生素治療後，一定要有「我現在是腸道受損、益生菌不足、消化吸收變差與免疫力不全的現役病人」的觀念，雖然表面上暫時看不出異常，仍一定要立即——且刻不容緩——的保養、重建腸道，只要能確實做到，就能等著看圓滿的結局：病沒有了，健康回來了！

去病小知識

停用抗生素後的腸道照護

大家都知道，使用抗生素後，腸道內的好菌壞菌一同被殺死。而一旦停用後，體內會產生什麼變化呢？體內便有如戰國時代群雄並起，無法預測哪一方會獲勝，而且壞菌往往會佔上風，這樣將會讓腸胃健康受到二次傷害。所以任何使用抗生素後的病人，停藥後兩、三週的生活飲食上一定要非常注意，要繼續保持清淡溫暖好消化的飲食，甜寒涼三大類傷害腸胃的食物則要刻意禁食，多補充我心目中腸道重建的第一養生好湯——味噌豆腐蔥花海帶魚湯。

除此之外，若經濟情況許可，則建議另外補充各種市面上買得到的益生菌，可以讓腸道健康更輕鬆恢復。

開業醫師最怕看到的病人，就是醫源性的病人（一不舒服就看病吃藥，稍有恢復便不顧疾病是否痊癒而自行停藥），不斷看病吃藥又不好好回診，尤其是長期服用抗生素又無效果的病人一定要特別小心，他們會抱怨為什麼吃藥沒有效？為什麼愈來愈嚴重？我相信沒有醫生不知道背後原因，就是**吃藥吃壞了！**

這樣的情形最常發生在動不動就帶來看病、又不照常回診的小孩子身上，尤其當病人每隔三到四天不斷來看診，而且幾乎都是感染症，會流膿鼻涕、咳嗽，有濃痰，又常伴隨發燒，開業醫師很自然的反應就是使用抗生素。這樣的情形下，小孩子很容易因為**不斷吃藥傷了腸胃，造成免疫系統出問題**，可以從各種檢測發現病人有急慢性的腸胃發炎及腸道菌叢不足，伴隨食欲、消化、排便通通不好。碰到這種情形時該怎麼辦呢？

我個人的處置方式是，如果病人沒有發燒，沒有急性感染的肌肉痠痛全身無力，就應該停用所有對抗療法藥物如抗生素、各種止痛退燒藥，只開立大量的酵母菌、開胃酵素、保肝藥品和有抗氧化效果的化痰藥（例如N乙醯半胱胺酸）。能接受抽血檢測紅血球和白血球數量與分類者就立即檢查，以確定感染的急迫性，並隨時追蹤檢測，同時請病人注意養生，不要吃寒涼甜的食物，再補充益生菌產品、維他命等等，通常兩、三週就能恢復正常，此時再提醒他們保持健康的居家生活型態就可以了。

所以多年來我會非常小心拿捏使用抗生素的時機，碰到有疑慮的時候，寧可先停用抗生素，抽血檢測以確定病情有無危及生命的急迫性；如未見改善，可在五到七天後加上痰液細菌培養——雖然通常這種情況下做的報告是養不出細菌的，但為了謹慎起見我還是會做。接著不斷囑咐病人保養、運動，多可恢復健康，遠離藥物。

濫用抗生素的後遺症——超級細菌感染

在四十年漫長的醫院臨床生涯與開業時光裡，很慶幸自己走入了整合醫學的世界。雖然知道現在醫生的抗生素愈開愈強，但始終並未真正被震撼，直到為了催生這本書，同時也為了了解今日的感冒病人到底會遭受什麼細菌感染，於是花了近半年的時間採樣、觀察，得到了讓我深感震撼的結果……

患者的膿液細菌培養觀察

我從二〇一五年四月開始，以感冒後沒吃抗生素的病人為對象（判斷標準：病人若有其他診所的處方箋，便確認當中是否包括抗生素與類固醇；或是近一個月內根本沒有吃藥者），將他們的膿液鼻涕拿來做膿液細菌培養。

共計檢驗了八十六位病人，結果發現許多陌生細菌都出現了，尤其有四位病人竟然培養出抗藥性金黃色葡萄球菌（Methicillin-resistant Staphylococcus aureus 或 Multiple-resistant Staphylococcus aureus，簡稱MRSA）。

金黃色葡萄球菌為表皮的正常菌叢，科學家估計約二十億人口（全球人口的二十五至三十%）帶有葡萄球菌，常造成伺機性感染。感染此菌會引起不同程度的化膿性炎症擴散疾病，如癤和癰、中耳炎、鼻竇炎、骨髓炎、膿毒病等。但金黃色葡萄球菌已經進化出能抵抗免疫系統攻擊的抗藥性菌株（MRSA），是金黃色葡萄球菌的一個獨特菌株，科學家在二〇〇三年估計，約有五千三百萬人口帶有MRSA。

我自開業以來就非常小心感染問題，但因為MRSA大多屬大醫院的院內感染，是絕對重症，通常是經由點滴管線汙染與分泌物傳播，身為開業醫師的我當然從未放在心上；沒想到自己一做細菌培養就出現四例MRSA感染。雖然這些患者最終都有復原，外表也看不出異常，但是查資料便可得知MRSA感染可以維持長達數個星期至幾年的時間，而且沒有症狀，一旦病人免疫力降低，症狀將比一般感染病人更危險。

去病小知識

院內感染

院內感染一般指的是此感染在病人在院時未表現出來或處於潛伏期。時間上通常是四十八到七十二小時後，及出院後十天內發生的感染，但也可因潛伏期及相關狀況不同而修正。

常見的院內感染部位有泌尿道、下呼吸道、手術傷口部位以及皮膚等，受感染的對象為老人、抗生素使用者、免疫抑制劑使用者、進行侵入性醫療，以及人工置入物使用者。

八十六例上呼吸道感染膿性分泌物細菌培養菌種分析 採樣期間自一〇四年四月三日至九月十八日		
Normal mix oral flora（口腔正常菌叢）	24例	口腔內有五、六百種菌種，平時處於生態平衡狀態，衛生不良與有任何牙病時，才易發生病變
No growth after 3 days（無細菌生長）	4例	
Klebsiella pneumoneae（克雷伯氏肺炎桿菌）	13例	院內感染常見的菌種之一，大多是多重抗藥性菌種
Methicillin-resistant Staphyllococcus aureus（MRSA，抗藥性金黃色葡萄球菌）	4例	能抵抗目前所有類型的青黴素製劑。抗藥性金黃色葡萄球菌首次發現於1961年的英國，現時已廣泛散播，在醫院中，它更被人稱為超級細菌
Staphyllococcus aureus（金黃色葡萄球菌）	10例	平時即常見於人體表面、皮膚與黏膜處，易於發炎傷口上大量繁殖
Coagulase-negative Staphylococcus（凝固酶因性葡萄球菌）	1例	是**醫院交叉感染的重要來源**
Streptococcus peumoniae（肺炎鏈球菌）	9例	是**呼吸道感染重要感染菌種，抗藥性逐年攀升**，只可惜絕對是不歸路，抗生素的使用愈頻繁，抗藥性愈強
other β-hemolytic Streptococcus（其他β-溶血性鏈球菌）	3例	同肺炎鏈球菌一樣致病力強
Escherichia coli（大腸桿菌）	6例	我很驚訝從上呼吸道的膿性分泌物中竟培養出這種腸道感染的菌種，翻查細菌學教科書發現是近年來逐年增加的，**此菌亦為院內感染肺炎的主要病原菌之一**

Psudomonas aeruginosa（綠膿桿菌）	3例	易引發肺炎、尿路感染、傷口感染，敗血症，是院內感染原因之一，在剛開業的第二年我個人就曾經感染過綠膿桿菌肺炎，是一段非常痛苦的經驗
Moraxella catarhalis（卡他莫拉克氏菌）	3例	易引起急性中耳炎、上頜竇炎，以及下呼吸道感染
Morganella morganii（摩根氏桿菌）	1例	**屬變形桿菌類，與下一項菌同類型**
Proteus mirabilis（奇異變形桿菌）	1例	**變形桿菌類是腐物寄生菌，自然界中廣泛分佈，水、土壤、腐敗有機物中以及動物腸道中均存在，是一種條件致病菌，攝入汙染受食物飲水引起**，特徵是疾病發展快又急，胃腸道癥狀明顯。常引起泌尿道、呼吸道感染
Citrobacter koseri（diversus）（柯氏檸檬酸桿菌）	1例	為造成新生兒腦膜炎第三或第四常見的致病菌。因此當培養出來時應注意長期住院的病童或醫護人員為感染原的可能
Yeast form fungi（黴菌）	1例	病人通常有免疫力不足的情形，例如長年臥床的慢性病人，黴菌感染可能就是壓垮駱駝的最後一根稻草，成為要命的疾病
Acinetobaccter baumanii（鮑氏不動桿菌）	1例	簡稱AB菌，近年來對許多抗生素有抗藥性，是重要的格蘭氏陰性致病菌
Stenotrophomonas maltophilia（嗜麥芽窄食單胞菌）	1例	**是院內感染的重要菌種**

ＭＲＳＡ的感染比率這麼高，潛伏問題這麼大，代表著無處不是ＭＲＳＡ的家，你我身旁的接觸者很可能就是ＭＲＳＡ帶菌者，這樣的帶菌者若遇上任何大規模疫病——如二〇一五年南韓的ＭＥＲＳ事件、臺灣的登革熱與流感大流行，以及恐怖的茲卡病毒等等——ＭＲＳＡ便非常有可能變成終結生命的殺手。

此外，八十六位病人中有四人感染，如此感染比率與全世界的ＭＲＳＡ帶原者比率相當接近，表示臺灣不可自外於全世界。往後就必須更加小心看診，更加強感染衛教，更謹慎小心開出抗生素，為抗藥性的問題多盡一份心。

抗生素的濫用情形

剛做完這項分析不久，便在二〇一五年六月一日的報紙上看見一則嚇人的報導，中科院發佈的一項研究結果顯示：二〇一三年中國抗生素的總使用量約達十六・二萬噸，是全球用量的一半。另有研究顯示，中國的地表水中含有六十八種抗生素，江蘇、浙江、上海等地近六成兒童的尿液中含有抗生素。有專家表示，由於抗生素的濫用導致耐藥菌「肆虐」，中國正面臨患病後無藥可治的可怕局面。

專家分析，如此巨量的抗生素使用主要原因是醫生濫用——就我個人所知，許多來往於兩岸的國人就算感冒了，也非常抗拒在中國看病與住院，就是因為當地醫生動不動就開抗生素或是打上一針。而國內的抗生素使用雖不若中國嚴重，卻也好不到哪裡去，這是因為病人的習慣已被養成，誰都不願意像過去一樣，在發高燒時先躺在床上，強迫自己休息幾天再說；醫生也擔心一時處理不好，感染病菌會傷到五臟六腑等重要器官，甚至引發敗血症失去生命而使用抗生素。

抗生素的確功大於過，只是被人類過度的濫用了。今天臺灣大多數藥局都不需要處方箋就可以買到常用的各種抗生素——現狀真的就是這樣，能怎麼辦呢？只有靠醫病雙方努力了。

我每天就是在要不要使用抗生素中不斷煎熬著。出現超級細菌，意味著未來大規模疫情的可能性，而細菌感染若不用抗生素很可能會出人命，面對病人在遭受細菌感染時的全身肌肉痠痛、頭痛與發燒等各種外毒素症狀，無人敢不用抗生素，因為用了能救苦離病，不用白白危害生命，只是如何正確使用又不濫用，如何避免抗生素副作用才是最重要的事。

關於抗生素的使用，我的建議是，既然明顯需要使用抗生素，如病情嚴重沒有把握，就先建議病人做痰液細菌培養或加做白血球抽血檢驗後再開立抗生素，替病人預留退路；或是乾脆轉診至區域醫院以上做進一步檢測分析，對病人與診所醫師雙方都是一個保障，轉診醫院會寄回詳細的檢測資料，對診所醫師的幫助很大，還可以做為未來類似病情的判斷參考，多好！

隨時保暖護健康

體溫與感冒大有關係

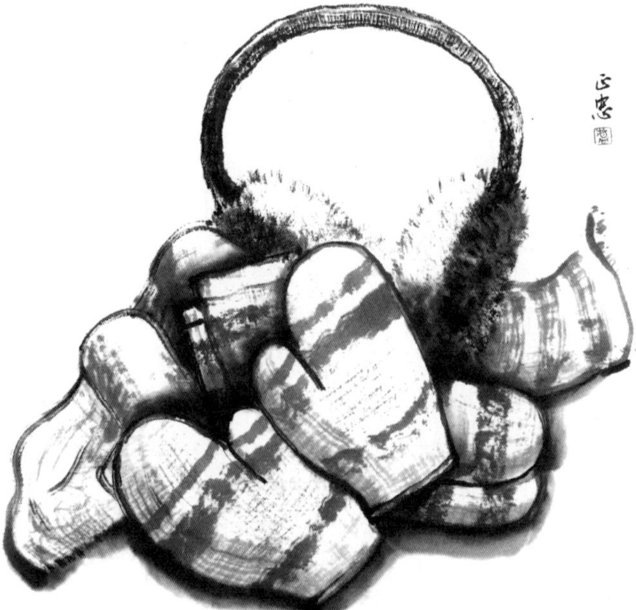

保持溫暖對人體健康非常重要。中醫稱感冒為風寒，表示人受寒了，因而感冒時更要保持身體的溫暖——甚至有書籍的名稱取為《溫度決定生老病死》，正可以凸顯出溫暖對於整體健康的重要性。

體溫對感冒病人的重要性

人類正常體溫是攝氏三十六・五度左右，正負變化只要在〇・五度以內，在一般臨床醫學看來便還算正常，落在可接受範圍內。然而，**醫學研究指出體溫低於攝氏三十六・五度，白血球的活動力就會開始降低，容易降低人體對病毒的抵抗力**，因此，最健康的體溫建議是攝氏三十六・五至三十六・八度。

為了觀察體溫對感冒病人的重要，我將來看診的病人體溫記錄分為三組，⑴是剛感冒尚未服藥病人，⑵是感冒已服藥後的病人（包括已在其他診所服過藥的病人），⑶是自覺健康未服任何藥物的家屬。

在監測其變化後，的確就看出了一些端倪。這三組的個案皆是選取沒有發燒、惡寒與嚴重不舒服的病人，從圖表結果就可以看到明顯差異，得知一個清楚但也令人驚訝的事實。

下頁圖２為第一組——剛感冒沒吃藥、沒發燒的病人，其平均體溫真的很低，大部分人的體溫皆低於攝氏三十六・五度，平均只有攝氏三十六・一〇度。

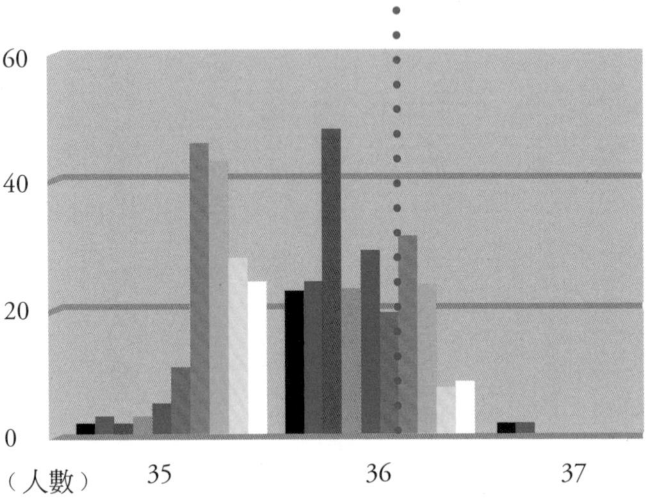

圖 2 剛感冒尚未服藥病人（共 442 人）
許多人的體溫大多低於 36.5℃，平均 36.10℃

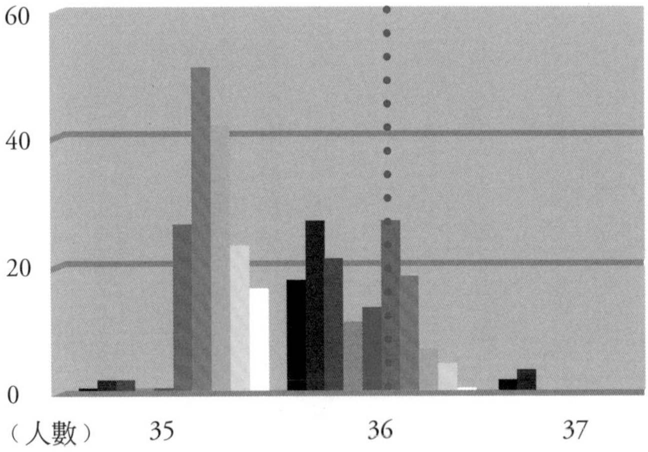

圖3 感冒後已服藥的病人（包括已在其他診所服藥病人，共162人）
吃藥後體溫變得更低，平均僅 36.01℃

右頁圖三是感冒後已服藥後的病人，這一組人的症狀改善，體力開始恢復，但意外的是，所有人的平均體溫竟然變得更低了，達到攝氏三十六・〇一度，這透露出一個重要的訊息：雖然感冒症狀大多有改善，但究竟是病情自行好轉的關係還是吃西藥（尤其是止痛退燒藥）的關係，就有待探討。

吃西藥後更多人體溫低於攝氏三十六・五度，為什麼呢？止痛退燒藥是一個因素，其二是其他西藥的免疫抑制效果，第三則是沒有休息。綜合這些原因，有此結果並不令人意外。

西藥雖可治療與緩解病情，但體溫降低多少會影響免疫力，宜特別留意。看到此報告後，我開處方時會刻意再減少止痛退燒藥的劑量與天數，其他對抗症狀的藥物也一樣跟進，就是希望將影響體溫的因子減到最低。

圖四則為自覺健康、未服任何藥物的家屬

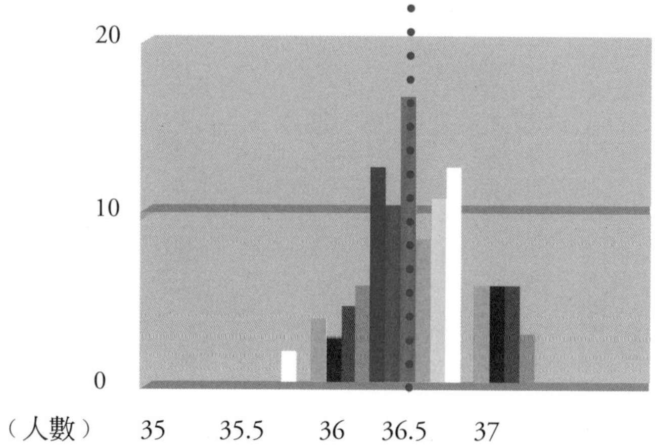

圖 4 自覺健康、未服任何藥物的家屬（共 100 人）
平均體溫皆在正常範圍內，平均為 36.6℃

們，他們的平均體溫幾乎都在正常的範圍之內，皆高於攝氏三十六・五度，平均為攝氏三十六・六六度。

一個人想要健康，平時可量量體溫，如果體溫偏低（低於攝氏三十六・五度），那就要調整自己的生活方式了。多吃、多喝溫暖的食物，平時也以溫水為主要水分來源，身體溫暖體溫自然能回復正常，才能有效保持免疫生理機能，要是真的感冒了，自然不用太害怕。建議大家買一支體溫計放在家裡，愛惜自己就常量體溫，隨時應變保平安。

以保暖為核心的照護對策

上面這個統計的結論就是，感冒初期不要急著吃西藥，應先把自己隔離起來，找一個安靜通風的場所休息養病，讓自己不會再傳染給別人。接下來，如果沒胃口就不一定要照正常三餐進食（不餓就暫時不吃，晚一兩個小時稍有餓意再吃），進食時最多七、八分飽，讓腸胃適度休息，記得多補充適當的水分，再來就是全力增溫以提升免疫力，將感冒驅離。

感冒初期自我照顧方面，有兩個觀念最為重要，那就是**(1)溫暖**與**(2)七分飽、少食**。

不皮膚要保暖，衣服要穿暖，不要到戶外亂吹風。如果是夏天感冒，吹冷氣時要穿薄外套，不可以讓電扇直吹。此外，感冒病人的肚子尤其要保暖，肚子溫暖腸胃功能自然就好；很多人可能都有這個經驗，孩子睡覺時踢被又將肚臍外露，隔天醒來便食欲不振、腹脹腹瀉，沒多久後就開始打噴嚏、流鼻水與精神不濟，因為前一晚肚子受風寒導致中心體溫降低，免疫力降低了，環境中原本存在的各種感冒病毒就趁機入侵了。

感冒時，我不建議服用任何成藥，感冒成藥中的主要成分乙醯氨酚（Acetaminophen）——也就大家耳熟能詳的普拿疼（強效版則劑量加重又多添加了咖啡因），是任何成年人可隨意在藥局購得的止痛退燒成藥，也是醫師最常用的感冒處方之一；只是，服藥後的症狀緩解其實只是假象，幾天之後往往變得更嚴重。類似狀況在診所幾乎隨時可見，這便是感冒更嚴重而變成二次細菌感染了——止痛藥一定會同時退燒，體溫被拉低後，抵抗力便因此下降了。

退燒對核心溫度的影響

感冒發燒是老天爺賜給我們自癒疾病的本能，當然要好好利用。生病發燒時，上升的體溫能讓白血球功能隨之提高，加強吞噬血液中的廢物，由此淨化血液、提升免疫力，因此，千萬不要隨意退燒。

讓醫師兩難的是，不強硬退燒似乎會引發眾怒——在我的病人及其家屬中，大都認為發燒很危險，應該要馬上退燒，所以幾乎都會要求醫師幫忙退燒，甚至不惜加打一針退燒消炎針。

強力讓病患退燒，對疾病的治療其實非常不適當。雖然退燒與紓解症狀可以讓病人與家屬放心，但隨意給予解熱劑、鎮痛劑會抑制白血球活力，自然也抑制免疫抗體反應，甚至因暫時的症狀緩解而拖延真正的病情，也常因此導致病情惡化，讓許多病人一再發高燒與二次細菌感染，最後還得住院——記住，一發燒就退燒不但意義不大，還違反大自然的基本自癒法則。

可惜的是，實際情形並不容許我們完全不幫發燒的病人退燒，如果不在處方中放退燒藥，一定會引起爭執。為了兩全其美，我多年來在現實與理想拉扯下得到了一個折衷的方法：用一天的低劑量退燒藥（我的習慣是用一般單一顆成人退燒劑量的六成，例如：無人不知的成人普拿疼正常劑量是五百毫克，我則使用三百毫克，依此類推），同時帶兩包備用退燒藥以防臨時需要。起碼比起一般用法，藥物的副作用真的減少太多了。

然而，仍要鼓勵病人多喝溫暖易吸收的水分，待在溫暖有通風的環境並且多休息，盡量讓身體因發燒與休息帶來的好處，增加生理調適力、造成發汗以自然退燒，才是最佳的途徑。

如何自然退燒？

退燒的最好方法就是讓身體補充足夠的水分，溫暖的白開水、清淡的香菜蔬菜湯或味噌湯等，都是很好的選擇。此外，腸胃若因吃太多而發炎、腹脹腹痛，便無法全力為生病的身體提供迅速恢復所需的水分和營養素，因此，發燒時只吃七分飽，以減輕腸胃負擔，讓腸胃保持隨時待命的狀態是最重要的；在這樣子的條件下，補充水分、抗氧化物與營養時，腸胃黏膜才可以隨時吸收，以增加抵抗力。

跟著醫生這樣做

味噌湯的好處

味噌湯是我心目中治病療傷的第一好湯頭。一般味噌湯的成分多半是：味噌、豆腐、海帶或紫菜、蔥花、新鮮魚肉，多好的組合！

味噌本身提供了發酵黃豆所有的營養素與酵素，煮熟的味噌雖然已將內含的益生菌殺死了，可是死掉的益生菌卻是我們腸道原生益菌最好的營養來源；豆腐主要提供好消化的蛋白質；海菜類有人類需要的大量必需胺基酸與微量元素；蔥花的辛香味既溫和，又能行氣提氣、健胃、增加食欲；新鮮魚肉——尤其是肥美的魚肚——除了提供完整蛋白質與膠質營養外，最重要的是，魚油是Ω-3不飽和脂肪酸類EPA與DHA的最佳來源，既營養又可降低身體的發炎指數。

這麼完美的組合，能不大力建議患者多多食用嗎？難怪從小我們都知道開完刀的病人要喝鱸魚湯，是有深層道理與智慧的，但我建議將薑絲改為味噌與蔥花，因為薑絲總是比較嗆辣與燥熱，如果是嫩薑倒還好，偶爾換換口味，生活有變化，也有助讓心情保持愉快，對疾病恢復會有更大幫助。

許多人發燒時習慣補充運動飲料，若選擇喝運動飲料退燒，一定要加一倍的溫開水稀釋，避免喝下等張溶液（指溶液的滲透壓與血漿或淚液的滲透壓相同）無法稀釋淨化血液，自然不容易退燒。不過，我個人在二〇一一年爆發起雲劑（增稠劑）的食安事件之後，就不再建議患者喝稀釋過的運動飲料來退燒了。

總之，發燒著重在出汗，汗出即退，可以泡熱水浴、蓋棉被或運動（有出汗即可，不要過量），亦可用溫熱毛巾熱敷前額、胸前與後腰，重複幾次幫助氣血循環後，就容易出汗退燒。注意！最多最多只能用稍高於室溫的水溫敷，絕不可用冰毛巾甚至酒精拭浴，避免因為體溫降低太快，而發生抽筋與失溫的狀況。

泡腳或泡半身浴溫暖下半身，能幫助高溫往周邊血液傳遞，對退燒也很有幫助。另外還有其他輔助方法如穴位按摩、吹風機療法、溫水擦澡、額頭退熱貼，也都有幫助，但如何讓水分與營養物迅速到達身體細胞產生作用，才是退燒最重要的課題，時下頗為流行的方法就是用維生素與礦物質發泡錠，感冒發燒時在一大杯水中丟下一顆，迅速喝下可立即吸收補充，倒不失為一個好方法。

感冒發燒與熱性發燒

中醫認為感冒是感風冒寒，正式名稱為「中風（中了風邪）傷寒」。中醫學裡並沒有「感冒」這個術語，一般將感冒稱為外感，主要分為風寒與風熱，只不過，古籍裡的傷寒論區分繁細，一般人很難理解。我出生中醫家庭，自身則看了四十年西方醫學理論裡的感冒，一直致力於嘗試將二者的理論做適當的結合，這樣做也為自己帶來相當大的助益。我在治感冒時，會綜合西醫的科技與中醫的望聞問切，同時歸納一個人的體質、生活飲食習慣，再加上天候的變化和感染的種類而有瞬息萬變的五行差異。加入了中醫的長處，讓我診斷更容易，開藥也更正確，即使遇到難題，也較能夠即時解決，避免輕易的讓病情惡化而轉診住院。

我個人發現是，初期感冒是一種急性虛病，相當符合中醫的外感風寒——身體受寒怕冷，然後流鼻水、鼻塞、頭昏、疲倦乏力、輕微頭痛。而感冒有嚴重症狀或二次細菌感染時，則像是虛火病——即外感風熱，會明顯的肌肉痠痛、頭痛、發（高）燒。總而言之，基於一個大是大非的觀念，感冒就是冷到了，也就是外感病發；至於有沒有細菌感染，對西醫而言只是要不要、何時該開抗生素治療的差別而已——當然，這跟正統中醫理論仍有很大的差異。

針對感冒病患生活飲食的照顧，我基本上完全遵守中醫的觀念，一律穿暖、喝暖、吃暖，禁止吹風到處趴趴走再受風寒，直到身體完全恢復後兩、三天，才能稍稍回復原本的生活習慣。若有嚴重的感冒症狀，尤其是流行性感冒，甚至再加上二次細菌感染而影響到全身器官的話，病人的痛苦指數一定比較高，也比較難退燒，此時飲食方面應該要更加清淡，並暫時減少身體攝取的總熱量，水分與礦物質、維生素的補充比例則要高一點，多加攝取富含抗氧化物和抗發炎物質的生鮮蔬果，雖然麻煩，卻是十分重要的重點。

至於熱性發燒，因其屬實熱，照顧的方式就與虛火病的感冒發燒完全不一樣了——發燒的原因不同，治療方法當然不太一樣！熱性發燒既是實熱病，便需要清清淡淡、清涼退火，這一點

	項目	熱性發燒	感冒發燒
不一樣的部分	補充水分的溫度	稍涼到室溫的溫水	溫水至熱水
	食物屬性建議	・屬水性為主 ・如瓜果類、火龍果、淡色葉菜類、柳丁汁、綠茶（生茶類）、杏仁、蘿蔔等	・屬木性為主，火性為輔 ・如蘋果、胡蘿蔔、深色葉菜類、根莖類、紅茶（熟茶類）、以辛香的菜類調味
	環境	通風、清爽涼快	避免吹風，保持空氣對流即可
	冷氣、電風扇	建議使用，但不要直吹即可	避免使用
	洗澡水溫度	要接近體溫，涼涼的禁止用冷水浴	要有熱度幫助發汗，可以使用蒸氣烤箱或泡澡
一樣的部分	多補充水分	○	○
	多休息，不要去上班、上課	○	○
	減少熱量攝取	○	○
	健胃整腸	○	○
	禁止一切高熱量食物	○	○
	自我隔離避免傳染	○	○

跟感冒發燒屬虛病（需要溫暖營養）不同，但其中也有一些相同的部分，那就是所有發燒都需要補充水分、少食、多休息，都不能吃高熱量冰品、不能用酒精拭浴——這是永遠不變的真理！

為了適當結合中醫中風傷寒的感冒觀念，也為了避免有太多的中西醫觀點衝突，我還特地請教過中醫針灸專家林建雄醫師，十分感謝林醫師不吝指教傾囊相授。

愈補愈燒的熱寶寶病

我將傳染性單核球增多熱與腸病毒歸類為熱性發燒，兩者為門診最常見又難纏的發燒——尤其是傳染性單核球增多熱，除了會一直發高燒嚇壞父母長輩外，並沒有其他特別症狀。我特別在此章節細說臨床特徵，就是因為它們經常被當做感冒治療，然而，沒有找對原因治療，結果當然是久久無法退燒，孩子可憐、父母更是急得團團轉。

我喜歡稱這兩種發燒病人為「熱寶寶病」，因為兩者都喜歡在氣溫突然回升、無風無浪的燥熱天氣出現，病人火氣大、口乾舌燥且不容易流汗，除了發燒期間顯得精神不濟、臉色漲紅、表情呆滯、食欲不振外，無太多其他症狀。問題是熱寶寶病一發燒就是接近攝氏三十九、甚至是四十度，容易造成抽筋、嘔吐等狀況，這點可說是非常嚴重。

這些嚴重發燒不退、吃了退燒藥卻還是反覆發燒的病人都有一個共同點，那就是**食物選項錯誤**，才造成如此惡性循環——吃太甜、吃太高營養素、吃太冰了。如果幼兒得到腸病毒還這樣吃，尤其容易演變成危險重症而住進加護病房。嚴重腸病毒患者滿口腔皆是起泡潰瘍，痛得要命，導致幼兒雖然餓卻拒絕進食，父母常因此給予冰淇淋或冰冰涼涼的布丁、果凍、冰牛奶等好吞嚥的軟質食物。然而，這些全是高熱量、高蛋白質、高脂肪、高糖分的食物，雖然入口冰涼，一旦消化吸收後，如此高熱量或高營養素在體內流竄，反而是火上加油！體內更加燥熱，高燒自然會更嚴重，此時一大堆併發症往往會隨之出現；加上甜食容易導致腸胃脹氣、消化不良等發炎反應，意識昏迷、嘔吐抽筋等中樞神經發炎症狀就可能跟著發生。

這個情形經常在診間出現，但只要病人立刻改變飲食，暫時禁止所有熱性或高熱量食物，改為清清淡淡、幾乎沒有甜味又好消化的低熱量蔬果五穀，並於一、兩天內注意電解質的攝取，多半都能迅速復原——**有發燒，就要讓體內的熱發散掉，只要不是發高燒，就不要刻意退燒，沖沖澡、多喝水即可，而且不要再繼續補充高熱量食物，這才是最好的治療**，何況正在發燒的人多半不會有什麼食欲——這正是上天的恩典。

短短一、兩天攝取較少澱粉與蛋白質絕對不會影響發育，反而能降低火氣，讓身體迅速回復平衡。等到孩子開始吵著要吃東西時，那就表示疾病的高峰期已過，一切開始恢復正常，此時飲食可再逐漸恢復正常。

熱寶寶病的退燒其實很簡單，就是**順其自然導出熱能，不要強硬退燒破壞身體的平衡能力**。

多年的經驗下來，我發現我們西醫總是一直努力找發燒的原因，接著想辦法利用藥物清除病因；至於病人，發燒了就要求醫師退燒，表面暫時退燒就算過關，再無法退燒，就要求用點滴補充水分、電解質，幫助退燒。只不過要注意，一味退燒容易瞬間凍結熱循環，反而會讓積存在內臟中心的熱毒排不出去，一旦退燒藥的效果過去，可能造成體溫熱爆發，對身體傷害更大；尤其是腦細胞，一旦高燒持續超過攝氏四十度太久，就可能造成永久性腦損傷。

腸病毒

家中有年幼孩子的爸媽，經常聞腸病毒色變，其實腸病毒並沒有大家以為的這麼可怕。

• 腸病毒重症多發生在飲食錯誤者身上

腸病毒的臨床定義是具有手足口病或泡疹性咽峽炎——此兩種症狀屬於小RNA病毒科的感染，其中又以腸病毒七十一型最嚴重。腸病毒一般以發燒、活力不佳與食欲不振為主要症狀，少有其他如抽筋、嘔吐、黃疸、昏迷等嚴重的感染症狀。

我從多年的臨床經驗中發現，會產生腸病毒重症的病人幾乎都是「熱寶寶」，即父母親錯誤餵食所致——吃太熱、太乾又太甜，攝取太少的蔬菜與全穀類。有的孩子甚至到了兩、三歲還以牛奶為主食，頂多配點餅乾、麵包，因為泡牛奶與給餅乾最方便——父母偷懶會害慘孩子的健康。

「熱寶寶」除了個性可能較拗一點，平時沒事時看起來同樣圓嘟嘟的好可愛，只是一旦生病感冒了，便容易高燒和併發二次感染，若不小心得到腸病毒，那可就更嚴重了，有的甚至會危及生命。腸病毒已屬熱症，加上父母錯誤的餵食習慣讓體質更為燥熱，猶如火上加油、一發不可收拾，體溫若飆破攝氏四十度、嘔吐昏迷，接著就是送進醫院治療，與死神搏鬥。

然而，這些父母親驚恐害怕、孩子痛苦受罪的情形其實都是可以避免的。

• 正確飲食比服藥更有效

我在看診時注意到一個有趣的現象，嚴重腸病毒病童幾乎都是我診所內的新面孔，最後嚴重到轉診、住院的也往往是他們。老面孔的病人就鮮少會有如此重症，因為我整天都對他們碎碎念不可以吃甜食、煎炸物，不要以任何白色澱粉為主食，一定要多吃蔬菜、水果、五穀雜糧，動物性蛋白質少量攝取即可，還要正確補充水分……

能接受我嘮叨疲勞轟炸的家庭，小孩幾乎看不到什麼腸病毒重症，明明因為得到腸病毒而停課一週在家隔離，卻每天活力充沛，根本完全不像病人——家長還疑惑學校政策為何小題大作。即使稍微有高燒現象，也都能用以下的標準 SOP 作業迅速退燒緩解，幾乎不需要住院：

(1)發燒時絕對不能吃任何會增加腸道負擔的食物，一律以清淡為主，補充水、益生菌、纖維質。忌食牛奶、餅乾、糖果、肉類、巧克力、布丁、果凍、冰淇淋與任何高熱量高甜度飲食，也不要加入蔥薑蒜等辛香調味料。

(2)建議只喝冷水，連水都喝不下去的話可以含冰塊（也可以做成清水冰棒）、少量的稀釋低糖乳酸飲料（可用一：一的比例添加水或果菜汁）；超過一歲以上的幼兒可以喝稀釋到極淡的蜂蜜水，或自己做些極不甜的DIY果凍如杏仁凍、茶凍等增加水分的吸收。

(3)餐點以清稀飯、綠豆稀飯、各種清淡蔬菜湯、味噌湯、薏仁、南瓜、蓮子等清淡好吞、不需咀嚼的易消化食品為主。雞湯、牛奶、特製料理請在小朋友退燒、精神恢復、不再猛哭亂鬧，開始吵著說肚子餓後才適當補充。新生兒仍可喝母乳，但稍加稀釋會更安全。

(4)保持隔離、勤洗手、避免出入公共場所。

腸病毒原是一個不甚嚴重的感染症，**正確的照護比服藥更重要，其中，讓腸胃稍微餓兩天比什麼都重要**，只要有補充到水、益生菌、纖維質與維生素即可。如此做才能克敵制勝，就算發病了，也可大幅降低重症機率，打敗腸病毒，取回健康。

根據臺大醫院的統計，重症病兒出院後智商平均減少二十%，這可能跟昏迷、嘔吐、抽筋造成永久性腦損傷有關係，所以大家一定要注意，才能讓小寶貝健健康康長大成人。

傳染性單核球增多熱

這種疾病的症狀特點除了疲倦與反覆發高燒外，並無任何其他症狀。成人患者皆是過勞導致，如天天加班、思慮過度、熬夜晚睡、運動員操練過度，再加上燥熱飲食引起；小孩患者則是起因於父母養出了熱寶寶，這種孩子通常滿臉通紅、口乾舌燥、常便祕、沒食欲，平常沒有攝取蔬菜水果的習慣，主食總以牛奶、麵包、肉食與含糖飲料為主，經年累月下來造成過熱、易生病的發炎體質。

診斷傳染性單核球增多熱最準確、簡單的方法是驗血──我非常推薦，因為可以鑑別診斷並非細菌傳染，醫師不用因高燒不退開預防性抗生素，以免白白服藥，製造更多醫源性疾病。

傳染性單核球增多熱病人的白血球分析，可見總數值正常或者偏低，但顆粒性白血球正常或偏低，淋巴球正常或偏高，但是單核球就一定偏高了，檢查數值幾乎都超過十以上，甚至更高，數值愈高愈容易發高燒，發燒時間甚至可長達一星期之久。

臨床上，如果病患飲食仍延續原本的習慣，或繼續熬夜加班、K書，得不到應有的休息，就容易在一、兩個月後復發。但只要能夠適度休息，改採用以蔬果雜糧為主、少肉的飲食型態，那就幾乎不會再復發。

由於此病是人類疱疹病毒第四型（EB病毒）所引起，而鼻咽癌與EB病毒有直接關係，所以若遇到不斷復發的病人，我會特別檢查病人的鼻咽腔，並建議病人做進一步檢測分析與生活改善計畫，雖然醫學上並未證實傳染性單核球增多熱與鼻咽癌的關係，但小心一點總是好的。在照顧上則與腸病毒一樣，就是清淡飲食，在家休息至少一週，且絕對建議長期避免高熱量、高甜度、高精緻的澱粉與紅肉飲食，因為身體需兩、三個月才會完全恢復。

退燒劑要用在緊急時刻

對於發燒，我不反對中庸的退燒之道，譬如一個人正在發高燒，高於攝氏三十八・三度，滿臉通紅、頭昏腦脹且頭痛欲裂，此時除了上述方法之外，稍微給點低劑量退燒劑，幫忙體溫恢復至正常、減輕身體症狀是可接受。

多年這樣做下來，除了效果較緩慢常遭詬病外，病人皆無任何不適與副作用，否則放任病人發燒而不處治（大概只有相信自然療法的患者比較能接受），萬一高燒超過攝氏三十九度的時間太長，因而發生任何腦神經嚴重併發症，必然會產生麻煩的醫病糾紛。

不過，絕對不可以一味的退燒。所有的退燒藥皆有止痛效果，如果給病人三天份的每一包藥內都有所謂的退燒止痛藥，將會出現什麼結果呢？病人當然可能不燒不痛了，但也或許會發生體溫偏低的現象，若因此影響到自身的免疫力，反而就得不償失了。

多補不如少食

感冒時的飲食對策

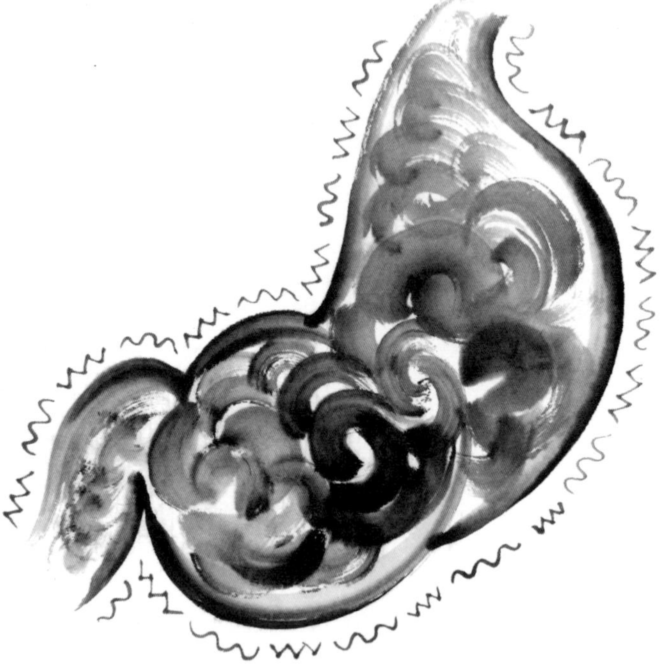

感冒與任何病痛一樣，必須要減少食量，讓胃腸休息，節省能量的消耗。此外，減少食量能使來自消化食物的廢物隨之減少，自然可以淨化血液，讓身體免疫更容易執行。如果仍想多吃一點，不妨喝點溫暖的純果菜汁，解飢又可增加水分、抗氧化物質與酵素的攝取。

感冒時，如何少食又攝取到營養？

我常說：「飯吃七分飽，疾病不上身，飯吃十分飽，醫生也束手。」從醫學的角度來看，早餐雖然很重要，但在感冒期間，我建議不要把太多食物裝進早晨剛醒來、尚未完全清醒的腸胃，避免增加生病疲憊的腸胃道消化上的負擔，造成異常發酵的殘渣廢物過多，腸絨毛膜受損，讓各種發炎物質如腸漏塊（腸道黏膜因為受損，造成食物分子在未完全消化分解的狀態下直接進入血液中汙染身體，這些大型血液異物就是腸漏塊）等汙濁物滲入腸道淋巴管，最後流入血液產生各種疾病。

假使前一天晚餐飲食過量或宵夜吃得太晚，造成營養過剩，隔天早餐沒有食欲，就不用勉強進食，此時讓腸胃休息反而比較好。接下來的午餐、晚餐也建議少食，一樣不要吃飽，如果肚子餓，可於飯後多喝一杯溫熱的水——我個人是建議少吃一點正餐，直接喝一大杯溫熱的水將胃灌滿，馬上就會有滿滿的飽足感，飢餓感不見了自然就不會想吃，如此就能輕鬆達成少食的目標。

如此做法不僅能減輕腸胃負擔，還可以利用乾淨的水帶走更多體內毒素，讓營養容易吸收、提升免疫力，早日戰勝病毒。

人類的牙齒設計告訴我們，這麼多臼齒主要是用來吃穀物和蔬菜的，肉類、魚貝類等動物性蛋白質少量攝取即足夠健康所需，因此感冒一定要採**七分飽**、**低脂**、**低蛋白質**、**高纖**飲食療法。我的做法是：

每天除喝溫開水一千至一千五百西西外，正餐與正餐之間再喝五百到八百西西**胡蘿蔔汁**（可加蘋果與一點檸檬汁）。白天，我建議喝第一泡紅茶（將有機紅茶包用五百至一千西西的熱開水泡三十秒到一分鐘就好，立即將茶包丟掉）；下雨天寒流來襲時，加一片薑片喝薑片紅茶，好天氣與氣溫回升則加一、兩片檸檬喝檸檬紅茶——請絕**不要加糖**、**避免造成腸道負擔**。

茶葉只泡不超過一分鐘是為了不要喝到單寧酸與重金屬，只取裡頭兒茶素抗氧化、抗發炎的功效，以及少量茶鹼提提神，便能讓感冒期間有一點點安慰與小確幸的感覺。

跟著醫生這樣做

胡蘿蔔汁是感冒良方

之所以建議感冒病人喝胡蘿蔔汁，主要有四個理由：(1)胡蘿蔔的屬性正確；(2)補充好吸收的胡蘿蔔素、果膠與維生素B、C等營養素（喝胡蘿蔔汁記得同時攝取點油脂類食物，可幫助吸收）；(3)胡蘿蔔不但便宜而且四季都有供應；(4)能補充水分。

每餐都要有**味噌湯**（搭海帶、紫菜、蔥花或香菜，以及多油脂的新鮮魚腹）強化腸胃道，並補充Ω－3多元不飽和脂肪酸以降低發炎指數；此外，燙或清炒的青菜如地瓜葉、高麗菜、茼苣、空心菜、茄子、蘆筍、佛手瓜、絲瓜、過溝菜蕨、青（白）花菜等等高抗氧化有顏色蔬菜，也要多多攝取。

肚子餓了，可吃多穀類、高纖澱粉質如糙米、胚芽米、黑米、小米、五穀米、蓮子、蕎麥、燕麥、麥片與少量杏仁、銀杏等高纖營養穀類或堅果，也可以選擇蓮藕、馬鈴薯、芋頭、山藥、牛蒡、荸薺等等高纖又富含澱粉與蛋白質的根莖類食物。

感冒初期、全身無力肌肉痠痛期間，應暫停攝取紅肉和白肉，或是僅喝肉湯即可，待幾天後精神好轉、食欲恢復之際再適量烹煮食用補充。只要您能確實做到，再配合休息、自我隔離，感冒就會有如一陣風，雖然吹了過來，但很快就離開了。

這四大類食物讓感冒惡化

中醫稱感冒為風寒，也就是身體受寒，而不論是哪一種感冒，大致上皆屬氣虛，所以有四大類食物不建議攝取：**寒性食物**、**冰涼食物**、**甜的食物**，**以及燥熱食物**。我每次看診都會根據當時的季節與天候告誡病人忌吃哪些食物，我發現有遵守醫囑不亂吃的病人，他們的感冒往往是最容易順利痊癒的。

寒性食物

寒性食物的外觀通常以白白的、淺色為主，大多數多汁多水分、吃起來涼涼、甜甜脆脆，吃下肚不但對風寒不好，還會落井下石，讓感冒更嚴重。

相信很多人或多或少都有類似的經驗：感冒時因為發燒口乾舌燥，特別去喝一杯椰子水解熱，結果卻雪上加霜，讓病情更慘；不但預期的退燒止痛之效沒出現，反而讓腸胃不舒服，甚至腹痛、腹瀉。也有人流鼻水、咳嗽時仍不忌口，柑橘、水梨甚至香瓜照吃，結果呢？身體更虛寒、免疫力也更低下，常常隔天便出現嚴重的鼻塞、流黃鼻涕症狀，不找醫師解決都不行。

除了寒性的西瓜、哈密瓜外，其他如白蘿蔔、白菜、白苦瓜、冬瓜、大黃瓜、半天筍等白白水水的寒性食物一樣要避免攝取。

此外，也常有病人問我塞鹽巴的烤橘子跟冰糖燉水梨對感冒咳嗽好不好？我一定會直接回答不好，我自己就有深刻難忘的經驗：五、六歲感冒時，我那中醫師外公曾烤橘子給我吃，結果害我連發燒兩天；咳嗽時煮冰糖水梨給我喝，結果也是咳得更慘。

其實，這些古法有它一定的地位，尤其當時的人營養與藥物普遍缺乏，這些做法的確有潤肺化痰之效，然而，現代人幾乎都營養過剩，再加錯誤飲食結構，多半皆屬發炎體質，哪禁得起這些多餘的好意呢？屬寒性底子的水梨（雖入肺經但現今的水梨既大又甜）、橘子，又拿去燉冰糖或加鹽烤，平時偶爾當保健品懷舊一番倒是美事一樁——感冒期間就免了吧！

涼涼冰冰的食物

這裡的涼性食物是指經加工的清涼退火食物，如仙草茶、青草茶、苦茶、綠茶、楊桃汁、愛玉凍、啤酒與冰塊等等，感冒既不能吃寒，當然也不能吃涼了。不少中年男性應酬多，平時大魚大肉，又菸又酒，時常會覺得口乾苦、舌燥、喉嚨乾痛，喜歡喝一點涼涼的中草藥茶飲退肝火；只是感冒期間吃涼的，喉嚨更容易疼痛。

看診時病人常告訴我，前一天喝了上述冷飲，今天就四肢無力、肌肉痠痛，還發燒了。為什麼平常這樣做都很有效，這次就不行了？我的回答很簡單，「因為昨天您的不舒服是感冒造成的，跟以往熬夜應酬喝酒的燥熱疼痛完全不一樣。感冒時體內有虛火，不該喝的涼飲進肚子，只會讓虛火更加上揚。」

注意，並不是只有中年的大肚叔叔會這樣，所有人在感冒期間都不建議喝退火的飲品。

甜甜的食物

甜食好吃是事實，可是感冒病人大多已經食欲不振、消化變差，這時吃甜食，食物更容易在腸胃中酸化發酵，導致腸胃吸收變差甚至發炎。食欲不佳之際已可能減少營養素的攝取了，胃腸道發炎造成消化不良、營養素不能吸收，只會讓身體更虛、抵抗力更差。感冒後甜點、餅乾、蛋糕不忌口，甚至聲稱食物的美味可以刺激因感冒而降低的食欲，其實反而造成反效果，嚴重併發症可能因而壓在你身上，讓人好久都別想再吃甜點了。

至於冰淇淋、剉冰、果凍等加了大量砂糖的冰品，更是感冒時的大忌。只是，父母常為了增加病兒食欲，不得已餵食了這些高甜度、高熱量的食物，沒想到反而造成身體更嚴重的發炎，更容易讓中耳炎、肺炎、腦膜炎上身，若不幸惡化住進加護病房，不管父母多麼焦急，也只能看孩子自己的造化了。

燥熱食物

所謂「虛不受補」，許多大補燥熱之物如麻油雞、薑母鴨與羊肉爐等，皆是大量使用麻油、老薑母與米酒的料理，坊間常在冬季推薦這些食補，號稱吃了能讓女人補氣、手腳溫暖不冰冷，男人吃了元氣飽飽，溫暖又補身。這些道理基本上都是對的，只是吃的時機卻非常重要，一定要評估自己當時的身體狀況與天候，絕對不可以心血來潮或是朋友一吆喝就開動，吃錯了時間點，身體可就要付出過熱的代價了。

如果身體微恙、天候與時辰都不對，又不好意思拒絕邀請，請盡量少吃，或點些清淡小菜與熱茶作陪，否則就會像我臨床上發現的——冬季門診每天皆有許多病人是因此而生病。只要點破這些病人「吃錯補」，請他們留意飲食，加上適當的藥物治療，一般皆可迅速痊癒。

去病小知識

身體「過熱」了

生命的歷程中，陰陽五行是會瞬息變化的，需要時刻注意調整以保健康——只要能長期保持陰陽五行相對平衡，便可以常保健康。

在舒服、不冷不熱的生理狀態下，身體對於大自然季節、晴雨、氣溫天候變化擁有良好的協調功能，通常不會因為氣象變化劇烈、忽冷忽熱就感冒生病，但亂吃亂喝就可能破壞原有的平衡了。每個人的基本體質、陰陽虛實是父母給的，後天發展則要靠自己去維護。

舉例來說，本來只是有點燥熱的人，若在突然回暖、氣溫回升好幾度時，與朋友到食補店大吃一頓（若是晚餐或宵夜更慘），當晚您就可能會有火上加油的過熱感覺：全身脹熱，口乾舌燥不好入眠。如果幾天內有接觸過感冒病人，尚未產生感冒病毒免疫力的您，更可能感冒發燒，且多半會伴隨二次細菌感染。

那麼，什麼時候才是進行這些食補的適合時間點呢？無病無痛、氣溫轉涼有風、天氣潮溼，或是飢餓、感到營養缺乏的時候可以吃一點，但一定要有所節制。反之，有病有痛、氣溫回升、無風乾燥、天氣鬱悶，或是飽食宵夜後、熱量過高時，則千萬別貪嘴，才能避免禍從口入。可惜的是，很多人都沒有這樣的觀念，才會讓飲食不慎的病痛這麼常上身。

行文至此，有些讀者可能想問：我經常這樣吃，也都沒什麼副作用啊！

我從病人當中發現，有些人的體質雖然特殊，並不曾因此前來求診，這樣的人通常身材較胖，有運動習慣者則比較壯碩，但體質都偏熱，臉色紅潤而大便較硬，且容易便祕。

每個人都有適應環境、飲食的能力，若媽媽從小以甜、煎、乾（乾品類食物如各種堅果類，多數種類雖然健康但熱量相當高）、炸、烤，與紅肉及白澱粉為主食，或經常愛進補，身體便會逐漸適應。然而，這些人雖然耐補，可是身體還是會有反應、會蓄積的，我只擔心這些問題何時會爆炸，而且一旦爆發，可能就不是小問題了！

薑母茶的省思

薑母茶是坊間在感冒期間常推薦的驅寒飲料，很多人一定有過不舒服的飲用經驗：在有點感冒症狀後喝薑母茶，結果症狀反而變嚴重了，吃一般感冒成藥好像也沒效了。

跟前述食補的道理一樣，薑母茶有許多正面意義，如天氣突然變壞、變冷與淋到雨、出遊爬山著涼，當下又餓又累又冷之際，趕緊喝一杯熱熱的薑母茶絕對是養生有道，能馬上替寒冷的身體加溫，又能補充熱量，多美好的一件事！然而，若已經感冒了還去飲用，甚至當做感冒藥治療，就很容易適得其反。

中醫的《本草備要》提到，薑母茶是諸葛孔明因蜀中潮溼，行軍作戰時士兵易染疾病，因此用紅糖、老薑煮水給全軍飲用，使戰力提升，結果大獲全勝，世人稱為「行軍湯」。這明白的告訴我們，薑母茶是潮溼寒冷、飢餓疲憊時喝的飲品，但現代人幾乎人人營養過剩，又不擇時飲用，喝下去當然會出問題。我自己則是從個人經驗當中發現，診所裡冬春兩季就天天上演喝薑母茶後發燒與二次感染的戲碼，我都念到煩了，病人也不愛聽，偏偏不講又不行。

請仔細想想，明明就已經吃飽喝足了，飯後再來一杯薑母茶祛寒氣，真的有這個必要嗎？恐怕只會導致肚子脹、「熱過頭」——一個人能吃的量有極限，如果在冬天吃飽了又喝一杯熱甜辛辣的薑母茶，飽和的能量再加一把柴火下肚，消化時間絕對延長，輕者脹氣重者胃痛發炎；若是原本的正餐已偏溫補，再喝薑母茶絕對是熱壞了自己！何況是在消化不好的感冒期間喝，只會對身體造成更大的負擔。此外，薑母茶又燥又甜，喝了喉嚨反而更乾燥、疼痛，大部分的情形是導致二次感染上身，不是化膿就是發燒。

總之，**感冒時喝熱熱的薑母茶並不好**，在氣溫回升的天氣喝尤其不好；**騎機車、爬山、出遊淋到雨時，趕快喝一杯薑母茶驅寒，才是正確的做法。**

感冒久了變大病——小心「吃錯食物病」

其實，好多疾病是吃藥吃不好的「吃錯食物病」，經常感冒的病人往往也是如此。按照食物的屬性，可將吃錯食物的感冒分成兩大類：

(1)愛吃寒、涼、甜——吃成虛寒體質

- 反覆感冒
- 慢性鼻涕倒流（感覺後鼻腔卡卡、有痰）
- 腸胃失調，容易腹脹、拉肚子
- 容易有過敏症狀，也會加重過敏疾病
- 肥胖與所有併發症

(2)愛吃甜、煎、乾、炸、烤，以及紅肉——吃成燥熱體質

- 慢性喉頭炎（喉嚨乾乾痛痛）
- 扁桃腺發炎（劇烈喉嚨疼痛發燒）

長期下來將導致身體容易感染生病，最後很可能年紀輕輕（三十至五十歲）就一身病痛：

- **高血壓、高血脂、糖尿病**：飲食中長期含有高能量的油脂、澱粉與甜食，會加速脂肪堆積、血管硬化、胰島素耐受性降低等代謝障礙，最後，三高就是您我的歸宿。
- **所有炎症（包括終極炎症：癌症）**：炎症可簡單區分為急性發炎與慢性發炎兩種：

  a.急性發炎：以各種急性感染症為主，如急性扁桃腺炎、急性鼻竇炎、肺炎、各種蜂窩性組織炎（疔癰）、急性腸胃炎、泌尿道炎、骨盆腔炎等等。

b.慢性發炎：對我而言包括一切慢性病，如所有腦心血管疾病、消化系統病、所有關節炎、各種頭痛、肩頸僵硬、慢性皮膚病，最後甚至癌症——也就是終極炎症。

跟著醫生這樣做

感冒時的飲食準則

- 天然、溫性、低熱量、好消化、高營養，簡單而言就是要吃溫、喝暖、七分飽、多喝好水。
- 甜、煎、乾、炸、烤一定不要吃。
- 寒涼飲食不要碰。
- 多攝取高抗氧化、五顏六色的新鮮蔬果與五穀雜糧。
- 肉類要減少一大半，盡量選擇魚類，同時又可攝取大量抗發炎的Ω-3多元不飽和脂肪酸。

感冒常是自找的

檢視害你反覆感冒的習慣

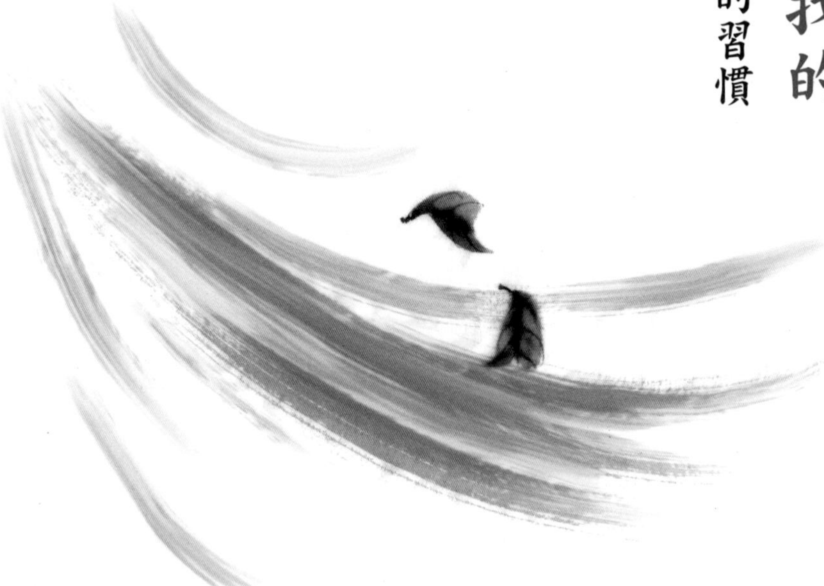

在冬天，隨處都可能接觸到感冒病毒，但為何多數時候並不會出現感冒症狀？這是因為我們擁有良好的免疫力金鐘罩般的保護著我們，一旦這個金鐘罩出現漏洞，疾病就會找上門了。

冬天容易感冒的原因

冬天東北季風強大，氣溫低又乾冷，各種感冒病毒就像變形金剛一樣，不僅強大，還可以不斷變形，所經之處摧枯拉朽、一片狼藉，一定要用特殊武器精準瞄準要害，才能成功擊潰。

至於其他季節，這些病毒會變得像停放在車庫內休息的汽車，沒有能量，也沒有油料，如洩了氣的皮球般無用武之處。我在門診所發現的情況就是如此，平均氣溫只要超過攝氏三十度，流感就迅速消失；一個強大寒流過境、若還夾帶霧霾汙染，一大堆感冒病毒立刻出閘，大家就都得小心感冒了。

即使已接觸過全新種類的感冒病毒，體內也產生了抗體，然而感冒病毒的進化突變是永無止境的，總是一再突破人類所建立的免疫新防線，以求繼續生存繁衍——這是生命進化的真理。因此，在冬天輕忽保健如：過勞、熬夜、生活飲食不規律、運動過度而乳酸堆積，或是未更換乾淨的冬衣，也沒有好好保持溫暖……便很容易因此染上感冒。

秋收冬藏是亙古的真智慧，不依據大自然週期生活、儲存生命能量，身體終將匱乏而使免疫力下降，那就別怪感冒上身了。

夏天該少吃冰、少吹冷氣嗎？

四十年的臨床經驗告訴我，冰不是不能吃、冷氣也不是不能吹，但一定要有所節制。氣候暖化日趨嚴重，真要完全不吹冷氣恐怕很困難。不過，少吹冷氣既能節省電費，也能讓自己正常排汗，對新陳代謝與排毒有所幫助，畢竟長時間吹冷氣會阻止毛孔出汗，影響夏令的生理需求。此外，太過頻繁的進出冷氣房，就如同不斷進出三溫暖，汗溼了吹冷氣容易寒邪侵入，出了冷氣房又熱到流汗，交替刺激自律神經與免疫系統，必然失調導致生病。

此時如果食物又是冷飲、冰品且性質屬寒性，造成感冒還只是最輕的問題呢！多數冰品、含糖飲料，不只冰涼還高熱量，身體發炎指數必然會因此升高，各種細菌感染就容易上身。此外，還要注意冰品的細菌汙染所導致的急性腸胃炎！

那麼，我們到底該如何有個舒適的夏天，又能避免感冒上門呢？

首先是降低室內環境溫度，不是很熱就盡量開窗通風，電扇不要對著人吹，對牆吹能促進室內空氣循環，反而舒適；有經濟、空間條件的話，戶外種樹、屋頂花園也能讓室內涼爽一些。可以的話，不妨多沖澡，或至少隨身攜帶毛巾，需要時可以擦澡，並準備乾淨衣物更換。此外，飲食清淡一點，身體就不會覺得燥熱；多補充水分，但不要喝冰的，可避免傷胃或過度降低中心體溫影響免疫力。就我來說，還是會建議喝溫涼不冷的各種水分，並且減少屬火性的「甜、煎、乾、炸、烤」五大食物，至於寒涼退火的飲食，只能在感到過熱上火時暫時為之。

去病小知識

夏天吃冰真的容易感冒嗎？

我的回答是不一定，跟個人的體質有關，然而吃多、過量就比較有機會，若又長時間吹冷氣、常吃冷飲寒食，此時一旦接觸到感冒病人，被傳染的機會就更大了。

感冒就是要接觸到感冒病毒，而且當下的免疫力無法成功驅除進入體內的病毒（又或者是第一次接觸，沒有抗體抵抗，導致侵入病毒大量繁殖而發病），至於症狀是輕是重，就看自己當時的身體狀況與是否做好萬全的應對。在夏天，一定是愛吃冰涼飲食的人比較嚴重，因為這些人常常把丹田溫度吃得涼涼的，萬一中心體溫降低至三十六度以下，免疫力就會跟著降低，感冒機會肯定大增。

真的很想吃冰時

一定會有人再三確認，夏日炎炎，真的真的不能吃冰嗎？其實，不是不能吃，而是要看天氣、溫度、時辰與自己當時的身體狀況來決定。

- **天氣溫度方面**

夏日屬火，尤其在攝氏三十三度以上的高壓無風天候，喝點冰涼水分與消暑蔬果對身體當然有消暑之效，只是有許多冰品內含的甜分、熱量太高，吃多了小心體重上升，也容易讓**體溫降低至攝氏三十六度以下，免疫力就會有降低的風險**。因此，定期量量體溫是個好方法，病人在夏天體溫常有超過攝氏三十七度的現象，這在冬天就算發燒了，但在夏天，病人只覺得口乾舌燥不舒服，卻無明確症狀，若有此情況，一定要小心注意未來幾天的變化。

如果清淡蔬果吃不夠，病人將容易發燒併發細菌感染如扁桃腺發炎、牙齦腫痛、便祕，此時可以喝一點有退火養肝功效的清涼飲料與食物，如**綠茶、檸檬水、薄荷茶，檸檬草茶、靈芝茶**——靈芝膠囊是我心目中第一名的退火養肝聖品，臺灣擁有領先技術，評價高又平價，超市藥局到處都有賣；好多病人都有聽我的建議，至今未聽過負面評價呢！

市面上最夯的青草茶、苦茶是苦寒的飲料，千萬記得只能在燥熱天候又口乾舌燥、便祕時偶爾享用，椰子水也同樣要注意，我看過很多病人黑眼圈、睡不著、排便不順但還不到便祕，根本就是虛熱表現，卻猛喝青草茶或椰子水退火，結果只是雪上加霜罷了。

・時辰方面

吃冰請選中午至三點之間，此時陽氣正盛最安全，再不行，至少也要在天黑以前，晚上吃寒食、冰品，容易鬧肚子痛、腹瀉。請永遠記得，吃冰消暑偶一為之，萬一吃個火包冰——夏天正熱身體的火能量偏高，一碗冰吃下肚，火水相剋，一次兩次可能還撐得住，但長期下來（或是在傍晚、深夜吃剉冰）便會鬧肚子痛，這便是腸胃功能突然被冰凍了，一團寒氣塞在胃部久久不散，不久便開始脹氣腹痛拉肚子——屆時不但不能消暑，反而可能變成虛寒體質，讓免疫力降低了。冰品的甜分、油質太高，最後反彈讓身體「鬧火災」，後果就不堪設想了。

• 身體當時的狀況方面

比較燥熱的體質，如身體壯碩、臉色紅潤、腸胃健康、體力充沛的一群，大熱天吃一點冰有調節效果，但同樣要節制，避免吃太多而導致反彈。

至於蒼白虛弱、體力不好，經常便祕或拉肚子的一群，建議你不要自找麻煩——許多年輕人不聽老人言，渾然不知身體將為錯誤的飲食付出代價。

去病小知識

游泳池熱

其實，夏天之所以會感冒，主要還是因為工作與學校密閉空調、在游泳池戲水被人感染居多，也因為如此，夏季感冒經常被人們稱做「夏季熱」與「游泳池熱」。

「游泳池熱」一詞首次出現，是在第一次世界大戰時，美國新兵游泳訓練時出現集體發燒感冒，並證實為腺病毒感染，是一種結膜會紅腫的感冒傳染病。現在，許多父母會在暑假幫孩子報名游泳課，大約一星期左右，部分小孩就出現紅眼睛、鼻塞、流鼻涕、打噴嚏、咳嗽甚至發燒等症狀，幸好症狀大多不嚴重，不用過於擔心。

保溼有助於預防感冒

一般來說，臺灣冬天的水氣較少、溼氣容易偏低——尤其是北部地區。空氣中所能容納的水氣含量，一般視空氣的溫度而定，溫度愈低，水氣的含量相對減少——尤其大陸乾冷東北氣風影響時更明顯。

不論預防與治療感冒，保濕都是很重要的一環。

- **第一在皮膚方面：**洗澡後一定要立即擦乾皮膚、吹乾頭髮，在冬季記得擦上保溼乳液，不只可以預防皮膚乾裂受傷、避免增加病毒細菌侵入的機會，更可以形成皮膚保護膜，幫助保暖，加速恢復健康。
- **第二是口腔嘴唇保溼方面：**口腔嘴唇是腸胃消化道的入口，也是人類聲音的出口，感冒時要做好嘴唇保溼，建議經常塗上護唇膏或凡士林保護——感冒時有許多人會發生嘴唇口角裂的現象，這不僅僅只是因為缺乏維生素B群，也是身體發炎指數偏高再加上感冒感染所致。此外，如果你容易嘴破，主因大都來自於沒有好好將牙齒刷乾淨；大家應該都聽過貝氏刷牙法，但就是容易輕忽、懶散，導致牙周螺旋桿菌與各種口腔壞菌大量孳生，這不只會讓牙周發炎，亦會致使口腔黏膜發炎潰瘍。記得早晚之外，餐後都要好好刷牙，保持口腔衛生優於一切。

貝氏刷牙法

貝氏刷牙法的發明者是出生於美國密西西比州的查爾斯・C・貝斯（Charles C. Bass），是一名致力於熱帶醫學研究的醫生。其牙科學與口腔衛生的研究始於一九一四年時研究的口腔中齒齦阿米巴（Entamoeba gingivalis），而後傾心於口腔與牙齒保健，並創造了貝氏刷牙法和更有效的牙線使用方法，有預防牙醫學之父的美名。

貝氏刷牙法是我這兩年對病人講最多的衛教。我常常苦勸病人不用再來看病了，只要把牙齒刷乾淨，什麼嘴破、嘴巴乾、口角炎、牙齦腫痛、口乾舌燥、口臭，甚至連多年反復化膿性扁桃腺炎都會痊癒了。

很多耳鼻喉科病人根本沒病，單純是不重視口腔衛生引起不舒服，而**九十％的蛀牙都發生在牙齦和牙齒交界的牙齦溝**。

貝氏刷牙法強調的是「涵蓋一點牙齦」，這不是意指要刷牙齦或按摩牙齦，而是要把牙齦溝中的牙菌斑除掉。刷上排牙齒時，要將牙刷朝上傾斜，刷毛與外側齒面呈四十五至六十度角（涵蓋一點點牙齦）；在牙齦和牙齒交界處左右來回刷，兩顆牙為一組，每組刷上十次。下排牙齒則是將牙刷朝下傾斜，以相同方法操作。

記得三個牙面都要仔細刷乾淨，可從外側面開始刷起－再刷咬合面－最後刷內側面，每天照此順序刷牙，保證每顆牙齒的內外側和咬合面都不會漏掉。

• 第三是鼻孔方面：鼻孔是呼吸道的門口，就像所有機構的門口一定設有警衛看守一樣，鼻孔有其重要的功能，絕對不能小看。鼻孔內皮膚組織與鼻毛的主要功能是過濾空氣雜質，平時擦擦凡士林便能保持濕潤，對「衛兵」的工作非常有幫助。一般我是建議將凡士林擦在鼻孔外緣，與鼻內側之間有長鼻毛、仍屬皮膚的部位，切勿再深入，因為再深入便是黏膜組織，非常脆弱，凡士林擦不住根本沒意義，只會造成打噴嚏與受傷而已。鼻毛太長有時會造成鼻頭搔癢，此時用自己的髒手去挖既不衛生、有礙觀瞻，也容易生病，所以適當修剪絕對有需要。此外，感冒時戴口罩，既可保溼又可避免傳染給別人，一舉數得。

無塵看診的好處

自從開業以來，每逢冬季，我就飽受感冒之苦，雖然這可說是耳鼻喉科醫師的宿命，剛開始時也因為年輕還可承受，但連年如此就嚴重影響健康了。SARS流行間，我從疾病管制局工作的友人那邊得知，疾管局請廠商設計保護海關駐診醫師不受感染的設備後，醫師的被感染率因此大幅減低，我於立刻請廠商在診所裡裝設同一套無塵看診設備（見附錄二）。

無塵看診設備是一組兩片大型的空氣清淨機，一片放在醫師的後方，向病人吹出潔淨的空氣，另外一片放在病人後方，回收病人呼出的空氣，加以過濾殺菌再排出。

我是全臺灣第一個在診所裝設無塵看診與候診設備的醫師，裝設之後的效果果然非常不錯，此後看診，受病人感染的機率大幅度的降低。本以為廠商應可大賣無塵看診設備，利益所有人類，不過事實看來，醫師們似乎並不太重視，這讓我感到有些無奈，其實這個設備不只能避免身為醫師的「職災」，也是為病人多添一層保護！

在我的診所裡，除了無塵看診候診設備，還從頂樓（五樓）屋頂上抽取乾淨空氣進入一、二樓的診間後端，形成正壓系統，將病人留下來的感冒感染病氣推出診間、保持換氣。二十年使用下來，我在看診時內心就有了安心感，也才意識到過去身處在多麼危險的工作環境當中。

好多病人發現我的診所內空氣清新，沒有血、尿、藥味與膿腥味，同時我也要求病人戴口罩，只有看診時才拉下口罩並立即掛回去，如此打噴嚏、咳嗽時才不會口沫、鼻涕橫飛。這樣做，醫師、護理人員與病人都受惠，我每年的感冒次數大幅減少，雖然仍難免染上流感，但就算是感染了也很容易恢復，真的是保護病人，也保自己及工作伙伴平安——尤其在二〇二〇年至二〇二二年新冠肺炎防疫期間，我更加體會到自己的診間有多安全、多安心了！

孩子容易感冒常是父母的錯

是愛他，還是害了他？

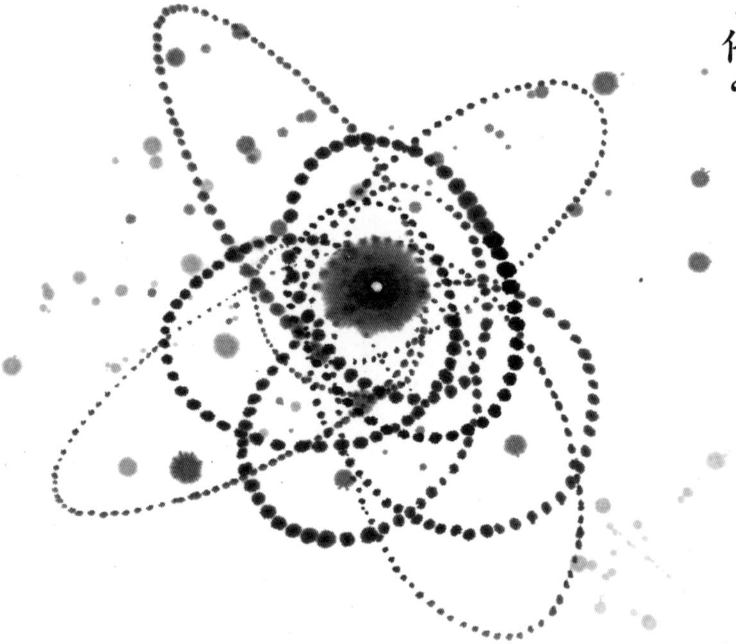

每當孩子感冒，大部分家長只知道帶孩子四處求診，甚至求神問卜，卻始終沒有解決根本問題，致使孩子常常生病。然而，我要提醒各位父母的是，**孩子常感冒其實是大人造成的！**

你養出了容易感冒的孩子嗎？

根據幾十年來的臨床觀察，我發現以下幾點是造成孩子容易生病的原因：

過度延長以乳製品為主食的時間

母乳是上天的恩賜，除非產婦乳汁量不足，逼不得已只能選擇以牛乳餵養嬰兒，否則嬰兒一出生就是要喝母奶。女性在分娩後開始分泌乳汁餵養新生兒，這是天經地義的事，不過，母乳不是無限制供應的，時間一到，母親自然會停止分泌乳汁，這同樣是大自然的定律，因此，小孩在斷奶後，其實並不需另外喝奶即可正常發育成長。

現今到處都買得到牛奶與嬰兒奶粉等配方奶，但只要看看上面的成分標示，你會絕對會很驚訝，這些配方奶裡的營養添加物多到嚇死人，真正的奶原料卻很低，廠商竟然還據此拚命漲價。話又說回來，九十％以上的東方人（三歲以後）都有乳糖不耐的體質，喝牛奶還會排擠掉正常食物的攝取欲望，對於各種器官發育的影響如何巨大，我想應該無需多做解釋。

牛奶幾乎是食物過敏排行榜中的第一位。我在診間總是不厭其煩告誡父母，只要母親沒有母奶，那就是該斷奶的時候了，牛奶不是不能喝，但充其量只是營養補充品，不需要照三餐喝。

只可惜家長的回答永遠都一樣，一是孩子吵著要喝奶，非得奶瓶塞入嘴裡才肯停止哭鬧；二是擔心別人的孩子都有喝牛奶，自己的小孩鈣質不足生長發育會輸人——怕身高矮人一截、智力發育遲緩，或是往後讀書成績輸人……

關於這個疑慮，我常用個人的親身經驗回答家長們：我媽媽只讓我喝了半年的母奶——因為沒母奶了，能怎麼辦？六十幾年前也沒有什麼嬰兒奶粉，聽說明治有在賣，但當時經濟這麼差，也沒什麼人喝得起，我媽媽用缽將穀類磨碎後熬煮，就這樣把我拉拔長大，還不是長到一百八十二公分；論聰明與否，我應該也還算可以吧！說真的，小寶寶喝不到奶，哭鬧不出一天，肚子餓了自然就肯乖乖吃大人餵的東西了，媽媽與祖母縱使不捨也請忍耐一點。

總之，遵循大自然的法則生活才是最好的，何況今天有這麼多種營養的「真食物」可以幫助孩子發育成長，葷素皆有、五顏六色，好吃得不得了，真的不需如此鍾情於牛奶。

跟著醫生這樣做

你的孩子斷不了奶嗎？

我發現，超過兩歲但仍完全戀奶的小孩，不是拗脾氣，就是經常感冒的那一群，面對這種孩子時，我的做法就是先減少牛乳量，同時添加一點別的味道，如：蘋果汁、葡萄汁，或是杏仁粉、黑豆粉、五穀粉等，其間持續降低牛乳量並增加其他食物的量，花幾個月的時間就能調整完成。

此外，也可以煮牛奶濃湯料理讓小孩慢慢接受正常食物，這期間絕對不可以餵餅乾、蛋糕、麵包等甜點，這樣只會把只喝牛奶的小孩轉成只吃甜食的專家，對孩子健康的負面影響還是很大。

太小送入幼幼班過團體生活

隨著時代變遷、社會結構改變與自主意識抬頭，現代職業婦女的比例愈來愈高。在這種前提之下，許多沒有爺爺奶奶幫忙照顧的孩子一出生就過著團體生活，從產房嬰兒室到坐月子中心，母親上班之後再送去給有照保母照顧（而且往往是三、四個幼童一起照顧），兩歲半後就進幼稚園讀幼幼班……

幼童們一起生活，一定就會有複雜的感冒感染互傳關係，加上幼稚園供應的點心不是奶製品就是甜點——雖然有少數幼兒園提倡健康飲食，但因成本大幅增加又不受幼兒歡迎，至今仍是極少數。過著團體生活的孩子每天又會面對到各式各樣的病毒與細菌，結果當然是常常感冒外加二次細菌感染。

每次看到我從小照顧得好好的小孩，在開始上學後就三天兩頭來門診報到，真的是讓人心疼又無奈。團體生活當中難以避免各種感染，孩子容易發燒，經常吃藥又會影響將來的免疫力，我也只能盡量不用抗生素與退燒藥，讓孩子自己產生免疫力去面對。

而在治療之外，我仍然會力勸父母是否能晚個半年、一年再送孩子去上幼兒園，讓幼小的身心休息一下。只可惜，就像擔心斷奶後不喝牛奶，會讓孩子在發育和智能上輸人，父母總會擔憂晚點上學，寶貝會不會跟不上學習？成績會不會輸給別的孩子……

我只能說，這些都是杞人憂天。每個班級都會有一個第一名，也一定有一個第二名，小孩將來成績好不好、能否擁有正常的社交圈，除了靠學習和父母身教，也要看遺傳和營養，並不是延後上學單一一個簡單的因素就可以左右。讓孩子慢一點上幼幼班，多帶他們到戶外接觸陽光、好空氣與好水，不但能替孩子打下健康的身體底子，親子關係也會更好，不是兩全其美嗎？

吃太多甜食與速食文化充斥

甜食與速食皆是加工食品，除了熱量，並無法提供任何營養，多吃只會導致肥胖、影響腸胃功能。據我所知，幼兒園的點心除了牛奶，大多都是甜湯與甜點，還常以糖果和餅乾當獎勵品，表現好的小朋友回家時，口袋中往往裝著吃不完的糖果。真心愛孩子的幼兒園負責人，應該在飲食上多費些心思、發揮創意，將小孩最沒意願攝取的生鮮蔬果做成創意點心，不僅能顧好幼兒的健康，也能獲得關心孩子健康的父母認同，為幼兒園打下好口碑，何樂而不為？

此外，門診裡也很常聽到父母抱怨，家中三代同堂，縱使父母不會給孩子吃零食，阿公阿嬤卻天天給……阿公阿嬤的問題需要有技巧的溝通，但若到了上幼兒園的年紀，最好還是找間能供應健康點心的學校。

環境潮溼，黴菌蟎蟲孳生

黴菌、蟎蟲是很多小孩經常生病的重要原因。我常問家長家裡環境衛生好不好？得到的答案幾乎都是很好、很注重，但當我進一步詢問「有沒有定期清潔櫥櫃上方的灰塵？有沒有清洗絨毛玩具與地毯？家用空氣三機——除溼機、空氣清淨機與冷氣——今年濾網清洗了沒？冷氣內的冷凝管有沒有請專業人士做除黴處理？一、兩年沒穿過的衣服有沒有特別清洗與保存，如果沒有是否該考慮舊衣回收？」時，真正的答案往往就浮上檯面了。

您知道嗎？我們每天用的棉被枕頭一定有黴菌蟎蟲孳生，如果不特別處理，就算一週連續洗上三次，也只能清洗掉八十%的塵蟎量——塵蟎生命力之強悍可見一斑。塵蟎過敏是急性過敏檢測的第一名，過敏的孩子幾乎都對塵蟎過敏，千萬要注意生活起居中任何可能接觸到黴菌、塵蟎的小細節，因為牠們可能就是讓您生病的元凶。

老人家常有既不穿也捨不得丟的舊衣服，我母親便是如此，她房間內總能聞到老舊物品的味道——衣服氧化與黴蟎分泌物發酵的味道——勸說無用，只能趁她旅行外出時偷偷整理。

此外，我幫病人做ＢＶＰＭ超高倍活細胞顯像顯微鏡活血檢查時，常常會觀察到血液裡有大量的黴菌，病人都會問我血液裡為什麼會有黴菌？此時就是我進行衛教的最佳良機了：因為居住與工作環境的空氣灰塵中塵蟎、黴菌濃度太高，人在呼吸之間直接將之吸入肺泡、進入血液中，遠超過身體的清除能力。要注意的是，血液內有黴菌，與腸胃慢性發炎、黴菌孳生、皮膚炎、香港腳與口腔陰道念珠菌感染也有直接關係——我常會小小的藉題發揮、提醒病人，有智慧的病人自然會有心知道該怎麼改善。

身體防黴菌保養重點：我會建議病人多攝取益生菌食品與保健品，這是最簡單的方法。皮膚病則建議用稀釋兩三倍的食用白醋塗抹患處，待乾燥後再抹上精油與保濕乳液；盡量不用西藥，因為不是有肝毒性抗黴菌藥物就是含類固醇，若萬不得已要用，也務必只能短期服用。若發現病人有口腔內黴菌，則趁機醫囑一天五次貝氏刷牙法，早晚油漱口十五分鐘就會痊癒。

女性則是以念珠菌感染（白帶）為主，首先，當然建議患者先至婦產科診察、治療、症狀輕微者，則建議用稀釋食用白醋沖洗，將白醋以溫開水稀釋十到二十倍，放入陰道沖洗瓶，在上完廁所後順便沖洗一下陰道，每天一次，嚴重患者可以增加次數，幾天內就能明顯好轉。

父母長輩血液內微生物菌叢太高

大人經常需要出外工作、購物、交際，很容易將與外界接觸的致病菌帶回家，這一點在做

BVPM超高倍活細胞顯像顯微鏡活血檢查時也不難發現，大人的血液經常能見很高的黴漿菌、黴菌、念珠菌，有時甚至是小病人的兩倍以上。不過，同樣是生理菌叢過高，為什麼大人們毫無症狀，孩子卻不舒服到要往診所報到？這可能牽涉到兩個問題：

第一是成人抵抗力強，能忍受比較高菌量的汙染而不會有明顯症狀。

第二是小孩屬新生生命個體，生理很乾淨，免疫調控性尚不完整，一點微生物侵入就會啟動免疫反制功能，因此，為了孩子的健康，應盡可能讓孩子少接觸到致病菌。每每提到這個觀念，父母的反應總是非常兩極化：認同者就會非常積極的配合，確實執行後也能看到許多正面的預期結果；然而，大部分的情況通常是人力難為，譬如孩子咳嗽反覆發病難以痊癒，三歲以後每天又要上幼兒園過團體生活（結果就是互相傳染），或是父母認同了，家中祖父母卻不願配合，總把自己的乾咳、溼咳推給過敏或老化，不吃藥、不保養，身上的可致病菌叢居高不下，在生活、呼吸間不斷傳播，使全家人暴露在高菌叢環境之下。

大自然的鐵律就是適者生存、優勝劣敗，小孩在六歲以前免疫力尚未發育完整，當然是弱者，需要大人的照顧與保護，如果這層防護失去功能，孩子就容易身處高菌叢環境，不斷被感染。

淺談感冒致咳的元凶——黴漿菌

前面已詳述了臨床黴漿菌BVPM超高倍活細胞顯像顯微鏡檢測統計，凡家中有咳嗽小病人但家長沒有症狀者，就符合檢查標準，小孩與家長必須一起接受免費檢測。結果與我的預測完全相同：只有少數長輩的黴漿菌比生病小孩少，其餘皆比較高，甚至有長輩超過小孩兩倍的量。證明了大人能忍受的菌量的確比小孩子高出許多（可能是大人的免疫力比較好）。

這個統計結果告訴我們一個事實：雖然沒有辦法定量定性做統計，但只要父母長輩肯從生活起居中一起清除黴漿菌（詳細請見〈黴漿菌咳嗽的完全治療〉），所有合作的家長皆能發現孩子的感冒咳嗽快速痊癒，而他們自身也覺得體力與精神都比未清除黴漿菌前好太多了。

十多年來檢測的經驗，我發現在BVPM超高倍活細胞顯像顯微鏡下找不到黴漿菌或是菌量的病人，感冒時幾乎不會伴有咳嗽症狀；然而，只要檢查時有咳嗽症狀，黴漿菌一定過量，至今少有例外。

我也做了一個簡單的比對，在徵求咳嗽病人的同意之下，讓他們接受黴漿菌BVPM超高倍活細胞顯像顯微鏡檢測加黴漿菌抗體檢測，四十七個病人當中，顯微鏡檢測皆顯示黴漿菌非常容易找到，量也相當多，但抗體檢測陽性率只有六十七%。所有病人皆投予抗黴漿菌抗生素一到兩星期，症狀都痊癒了。

這個結果讓我想起臺大呼吸胸腔科林吉崇教授的教導。當時我在臺北國泰醫院當實習醫師，在早晨巡房教學時，老師在解說一個黴漿菌肺炎案例時說：「黴漿菌抗體檢測似乎並不是一個可信賴的報告，驗血檢查為陰性反應，不代表沒有黴漿菌感染，因為抗體要累積一定的量才會顯示出陽性報告，這也跟個人的免疫力有關。因此，只要病人症狀類似黴漿菌感染，如嚴重咳嗽，治療又沒有效時，大家一輩子要記得——即使黴漿菌抗體檢測陰性，還是要先投予紅黴素；就算對方是住院的重症病人，在其他報告出來以前，寧可先給予對抗黴漿菌抗生素治療，這樣做常會有驚喜的結果——病人迅速復原了！」

我這次的統計數字，就直接與老師的經驗結論完全符合，讓我對老師佩服萬分，也深刻了解到臨床經驗的重要（更多咳嗽與黴漿菌的關係見第二部）。實習醫師那一年真的讓我學到很多，我以過來人的身分，鼓勵大家再累還是要認真學習，因為醫學生畢業後大都只能選一個專科學習與執業，很多疾病可能這一輩子都不會再接觸了，實習時的所見所學很可能是唯一的經驗，一定要將之化為日後的基礎。

意外好用的碘仿甘油

小兵立大功的診間常備藥

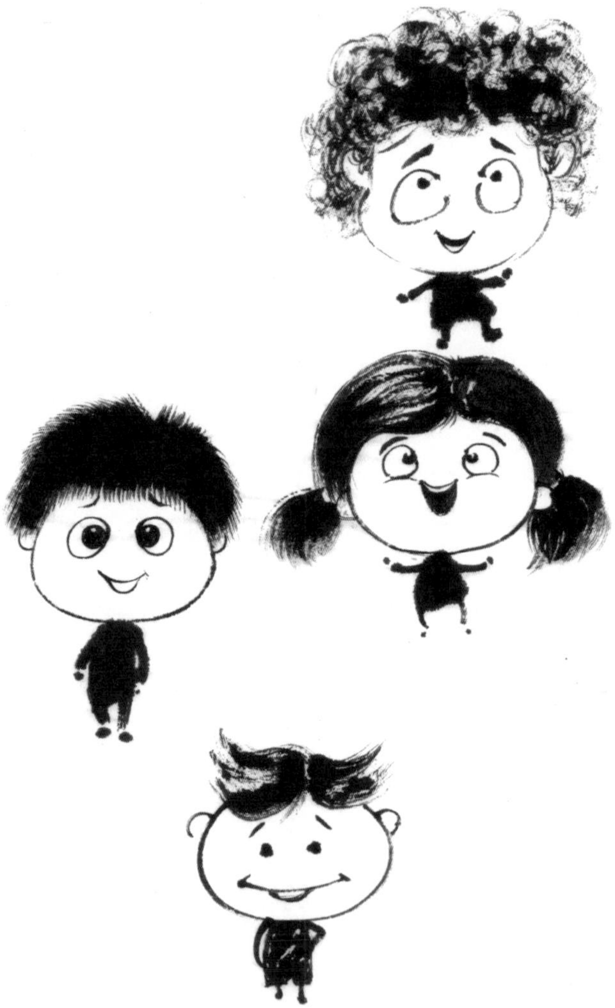

碘仿甘油是耳鼻喉科醫師最常用的門診塗抹用藥，廣泛使用於各種口腔疾病的消炎，早在我當耳鼻喉科住院醫師的第一天，便已透過前輩介紹認識了它。

病人指定使用的碘仿甘油

當我一聽到碘仿甘油竟然不是擦在皮膚上，而是塗抹或是稀釋後用熱蒸氣潤煮口腔與喉頭時，著實大吃一驚，碘酒或優碘不是我們常用的外用消毒藥嗎？雖然我們在開刀時，常用稀釋一兩千倍生理食鹽水的優碘沖洗消毒汙染的傷口膿瘍與手術區塊，但那畢竟是一生一、兩次的不得已狀況，況且都有吸乾淨並用引流管排放滲血。平常的使用則多用在消毒，要將碘仿甘油擦在口腔或噴入口腔，就讓人比較不安了。

記得我的師公與婚禮主婚人——臺大廖大哉教授曾告訴過我，日本人當年開始用放射線治療鼻咽癌病人時，因為口鼻咽腔黏膜燒灼嚴重，疼痛異常有如火燒，聯想到治療輻射線傷害時需要使用碘劑以減少毒性，便使用大量碘仿甘油塗抹並噴霧在黏膜上消毒與潤滑，以減輕病人痛苦。因消炎效果相當優異，又無明顯副作用，之後便普遍被使用在口腔黏膜疾病上。

不過，我個人一直沒有特別重視使用碘仿甘油，主要原因是因為碘仿甘油很便宜，直接用在口腔中一定會吞下肚，我對它的怪異味道、安全及純度充滿疑慮。

然而，門診中的所見所聞卻不斷動搖我幾十年來存在的偏見：好多病人告訴我，喉嚨痛擦碘仿甘油後恢復非常快，比僅靠喝水、果汁或茶效果好多了；更有病人說他感冒喉嚨痛來看醫師，為的只是要擦碘仿甘油，只要擦了，就不太需要吃藥了——我甚至遇過病人拜託我賣他一點碘仿甘油，好在感冒時自行使用。

雖然內心存在著排斥，但我確實發現，要求使用碘仿甘油的病人在病情恢復上就是比較順利，回診次數少、滿意度又高。一直到我自己開始試著補充純碘劑的滴劑後，這個令人疑惑的問題終於解開了。

我是一個充滿好奇心的醫師，凡是對健康可能有幫助的方法，我都會在能力範圍內想辦法親自試用；再加上毒理學博士——陳立川博士的著作《癌症會消失》中提到，現代的大多數人都可能缺乏碘，應該額外補充，讓我內心因此有所動。

從小我們就會用碘酒或優碘消毒傷口，當實習醫師進手術室前會用大量碘液刷手消毒，病人手術時的手術傷口也是用優碘稀釋純水後沖洗……這些用碘經驗至今未變。碘的優點既已廣為人知，我平常工作壓力這麼大，理當最需要補充，況且我的甲狀腺檢測也一切正常，試吃一點應該不會怎樣，於是便在某次喉嚨有點痛、疲倦乏力時，試著開始補充碘、親身試用。

第一次試用的感覺最為明顯，短短幾分鐘內就有精神集中、體力恢復的感覺，看門診也不會感到疲累、煩躁。原來當上醫師後天天在使用的碘仿甘油竟然有這麼大的功效，難怪耳鼻喉科醫師幫病人塗抹或加在蒸氣機上噴洗喉嚨會深受好評——多數人都缺碘，而且碘又有消炎殺菌效果，一舉兩得，也因此打破了我多年來抗拒使用的錯誤觀念。

九十五％病人有碘缺乏的情形

陳博士的書進一步提到，除了極少數甲狀腺機能亢進、碘過敏、碘過量中毒，與甲狀腺自體免疫疾病等患者不可以用碘劑之外，**有將近九十五％的病人在功能性檢查上都有碘缺乏的情形**，需要藉由補充碘劑來降低DNA因碘缺乏的氧化損傷——慢性病與癌症患者尤其需要。

碘是一八一一年法國科學家貝納爾．庫爾圖瓦（Bernard Courtois）在提煉海藻時發現的，是人體中重要的微量元素。碘有智力元素之稱，是維持甲狀腺功能最重要的元素，缺乏碘會造成甲狀腺功能低下，身體的新陳代謝和生長發育都會受到壓抑。碘在人體中含量僅五到二十毫克，其中七十％到八十％都存在甲狀腺內。

食物是人體碘的主要來源，成年人的每日建議攝取量為六十至一百微毫克。衛福部一〇二年的研究資料顯示，臺灣的孕婦和小孩碘元素普遍攝取不足，哺乳婦女更應該增加碘的攝取至每日二百五十微毫克，才足以滿足嬰兒的生理需求。要避免小孩智能不足、行動遲緩、體型矮小等神經發育症狀，一定要重視碘的攝取。

至於成年人缺乏碘元素會怎樣呢？我在門診看到的病人，都是主訴近來甲狀腺腫大，或者是不明原因的肥胖浮腫，伴隨症狀通常有怕冷、食欲不振、便祕、四肢無力、容易疲倦、皮膚粗糙、兩眼呆滯、抽筋、女性月經不順。

我最近為幾位慢性病人抽血檢測T3、T4、TSH（三者皆為甲狀腺功能的檢測），報告結果發現全部都在正常範圍的低標附近，我試著給他們補充一點碘劑，發現除了味道怪、攝取接受度差以外，病人的整體健康其實有明顯的進步。事實勝於雄辯，因此現在每當病人向我反應喉嚨痛時，我幾乎都會用棉花棒沾碘仿甘油塗抹，效果立現，多數病人反應都非常良好。

碘能緩解汞牙的生理毒性

對於碘為我個人帶來的良好反應，我也特別向陳立川博士請教了個中原因。陳博士的判斷是，我原先有將近十一隻汞牙在嘴裡毒害多年，雖早已清除，但甲狀腺已長期受到傷害，容易有功能低下的情形；攝取碘之所以能產生療效，就是因為碘能提升甲狀腺機能，提升交感神經讓自律神經協調，不只會顯得較有精神，免疫力也會跟著大幅提升。

《癌症會消失》的兩百二十二至兩百二十四頁中，詳細說明了補充碘劑的好處與重要性。書中提到，不只一位醫師透過臨床使用，發現補充碘能讓腫瘤組織縮小、讓糖尿病患者的胰島素需求量降低、減輕肌肉疼痛與偏頭痛等諸多益處，而且鮮少有副作用。

我個人是建議使用中庸的補充法：只要沒有甲狀腺亢進症，在有虛弱疲累感、精神不濟或感冒時不妨補充一點安全碘劑，如**碘鹽**、**海帶**、**紫菜與合格的碘製劑**，覺得體力恢復就暫停。

我也因此尋找了市面上的碘製劑產品，發現市售的**複方含碘口腔噴劑**對病人的接受度最好，反應也出奇的好，是我親身使用後的一大收穫。

去病小知識

汞牙的危害

所謂汞牙，就是用汞齊將蛀牙的缺洞補上。汞齊含有五十％的元素汞、三十五％的銀、十三％的錫、二％的銅和少量的鋅，鑲填或取出汞齊的時候最為危險，因為水銀離子蒸氣會大量溢散出去，由呼吸道和口腔黏膜直接吸收，吃喝任何食物或飲水都會經過汞牙，不論是食物的酸鹼反應或是物理性摩擦到汞牙，便會如同二十四小時不打烊的便利商店一般，不斷釋出水銀至口腔並被吞入體內——光是想到自己因此吞了含水銀的食物和飲水長達四十幾年，內心真的會涼了半截。

水銀容易和體內蛋白質的硫化基結合，從而抑制所有生理重要的酵素活性，干擾人類一切生理神經代謝活動，增加與促進自由基反應，造成細胞破壞，無論是元素汞、有機汞或是無機汞，都是非常有毒性的，因其性質穩定，半衰期至少長達二、三十年，也就是說，一旦進入體內將毒害我們一生一世。

因為要叫病人購買碘劑比較困難，我通常都是在看門診時直接將碘仿甘油塗抹在病人口腔內，請病人稍微含一下再吞下，看完門診後立即喝一大杯溫水，避免病人會有不舒服的反應。從此之後，有很多病人回診時會要求我比照辦理，因為疼痛感有迅速緩解的效果，這個反應真是太好了，直接證明了碘仿甘油的有效，至今一年多沒有病人反應不好或是拒絕塗抹。

如何預防感冒？

從食衣住行全面防堵

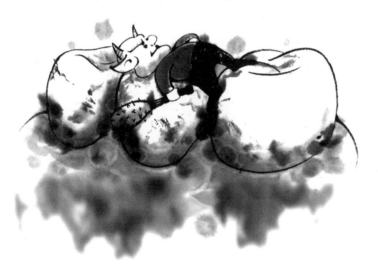

世界衛生組織提出衡量健康的十項標準中，第五條就是「對一般感冒和傳染病具有一定抵抗力」，明白指出不會輕易感冒，是一個健康人的必要條件之一。要真正擁有健康，需要有全面性完整的生命力，自然也一定要清楚了解預防感冒、治療感冒的自我保健方法。

口腔衛生的維護是最重要的第一步

維持口腔衛生是感冒預防及治療的第一要務。

口腔裡有超過六百種以上的細菌，就連乾淨健康的口腔中也可能居住著少量的致病菌。感冒時身體的免疫壓力正大，如果沒有經常刷牙保持潔淨清爽，各種致病菌便會迅速滋長，翻倍再翻倍，而無時無刻吞下充滿細菌的口水，以及經由腫脹、潰爛的牙齦黏膜進入微血管的牙周螺旋桿菌、鏈球菌與葡萄球菌，其實很容易導致二次感染，增加感冒治療的失敗率，以及抗生素的使用比例。

美國牙醫學會發現，六十五歲以上的臥床病人得到吸入性肺炎的機會較高；我自己也發現，診所內所有嚴重呼吸道感染的輪椅病人，沒有一個人擁有清潔、衛生的口腔，就算僅存的牙齒不搖不蛀，也幾乎都積滿牙垢、牙齦紅腫。這類病人通常很虛弱，甚至沒有刷牙的能力，一張開嘴便臭氣沖天，每次喝水、吞口水便把大量的口腔細菌往肚裡吞，要不生病也很難——就連他們的心血管疾病與糖尿病都很可能就是源自於此。

去病小知識

口腔衛生與心血管疾病、糖尿病的關係

看過數不盡病人口腔的我發現，要保持口腔衛生其實比想像中困難。包括我自己也一樣，我有補牙、鑲牙，這些假東西有一大堆黏接縫隙，非常容易藏垢納汙；從布魯斯・菲佛醫師（Dr. Bruce Fife）的著作《油漱療法的奇蹟》就知道，用牙籤往口腔牙齦的縫隙一刮，沾在尖端的牙垢就有一千萬到一億的細菌！我們口腔裡住著超過六百種的細菌，以及上百種的病毒、真菌，科學家甚至發現，**人類口中的細菌比狗狗嘴裡的細菌多很多！**

這麼大量且種類繁多的細菌、病毒都是有致病性的，如果找到方法進入血液中——例如透過牙周炎、口腔與腸胃道潰瘍、腐爛的蛀牙，就可能成為造成無數疾病的原因，各種急慢性發炎與感染都可能發生。當中最嚴重的，當屬心肌梗塞、中風一類，因為感染是動脈硬化和血栓的危險因子；此外，糖尿病患者的偏高血糖會促進口腔細菌滋長，雖然糖尿病與牙周病無直接關聯，卻會讓原有的牙周病因此惡化，長期惡性循環下，將導致糖尿病難以治療與感染發生。

因此，我一定會告誡每一個病人：**要仔細、正確的刷牙，以免中風心肌梗塞，自己受苦**，而乖乖照做的，往往能在短期內看到各種病痛迅速痊癒。感冒時，一定要比平時更仔細、更勤於刷牙，最好一天五次（頁七十三「每天刷五次牙，改善喉嚨痛」）。

勤洗手的重要性

雙手常不知不覺沾染細菌與病毒，每逢流感季節，衛生署都會呼籲大家勤洗手，不讓病菌透過髒手互相接觸、入侵身體。手上的細菌超過一百五十種，為數最多者為金黃色葡萄球菌、大腸桿菌等，尤以指甲縫、掌心最多。正確的洗手五步驟可以把手上的細菌清潔乾淨：

(1)**溼**：在水龍頭下把兩手淋溼，一定要全部淋溼，不能只淋溼幾根指頭。

(2)**搓**：擦上肥皂，手心手背搓揉起泡約二十秒，兩手掌心互相磨擦，再自手背揉搓至手指（特別注意清潔戴戒指處），接著兩手揉搓手掌及手背，最後以拉手的姿勢磨擦手指尖。

(3)**沖**：用清水將雙手洗淨。

(4)**捧**：捧水將水龍頭沖洗乾淨，再關閉水龍頭。

(5)**擦**：用乾淨毛巾或擦手紙巾將手擦乾，如此就能有效去除手上九十九％的細菌。

我常常將病人手上的細菌用顯微鏡放大供他們「欣賞」，這往往能嚇死一票人，引來連連驚呼：「怎麼可能？我的手不髒啊！」「怎麼會有這麼多細菌！」

因此，千萬不要因為肉眼看不到就自以為雙手很乾淨，流感期間更要避免用手背揉眼睛、用未清潔的指甲去摳齒縫裡的食物殘渣，這些無心的小動作都會讓大量的病菌侵入體內。

盡量身處空氣流通之處

呼吸道是感冒病毒入侵的主要途徑，冬季尤其要特別小心。雖然說感冒的傳染簡單到只要身旁的感冒患者打噴嚏的氣流煙霧接觸到我們所呼吸的空氣就會被傳染（discovery 頻道的感冒影片就特別強調這點），但事實上，還是要達到一定的病毒接觸量，才會讓一個健康人的身體失去抵抗力而感冒發病。無論是SARS或嚴重流感，一家人之中總是有人不會發病，這正是因為每個人的免疫力不同、病毒接觸量也不同。

總之，盡量讓自己呼吸新鮮空氣，例如遠離感冒病人、多待在戶外環境；萬一真有需要接觸感冒人群，也盡可能待在所處環境的上風處，不要呼吸別人呼出的可疑廢氣——自古以來，世事難兩全，顧到東就難顧及西，但至少可以降低接受量。

同桌用餐要使用公筷母匙

不論餐廳或自家餐桌上，許多人習慣直接用自己手上的筷子夾菜，不知不覺中，病菌就會藉著口水到處傳播，不只感冒，許多更嚴重的傳染病源都有可能汙染食物，藉此散播開來。

公筷母匙是社會群體的生活禮儀，千萬不要因為嫌麻煩而捨棄不用，尊重別人也愛護自己，絕對是互利行為。

公共場合一定要戴口罩

一個小小的口罩，在感冒防疫上絕對是一大功臣，千萬不要小看了它。

自醫學院畢業後，我的耳鼻喉科醫師生涯於焉展開，在當時，我只聽過一般的外科手術口罩，看診醫生很少會戴更有效率的口罩來自我防護。由於從未看過大規模致死的全面疫病流行，我自己也只戴著一般的外科手術口罩，防止口水噴到病人——很多人都以為醫師是不會隨便生病的，就連醫師本人有時也都這麼以為，今日還是經常能見到有些醫師在看診時將口罩褪下，掛在下巴上，或者是根本沒戴口罩。

二〇〇三年SARS爆發，大家可說是經歷了一次全民戴口罩的震撼教育，依稀記得當時搭公車或捷運，全車一人一口罩的奇觀；所有醫護人員為求自保，也幾乎全戴上了N九五口罩，一戴就是一整天，密不通風的罩著口鼻直到下班。為期將近兩個月的時間，那種呼吸困難的煎熬真是讓人終生難忘，好多醫師——包括我在內——口邊都發炎長滿了痘子。

然而，我們也相當慶幸，就是因為全民強制戴口罩，所有傳染病伴隨SARS一起迅速減少、消失，當年冬天反而是我開業至今最輕鬆的一年！這個現象告訴我們：**全民戴口罩，全民無傳染病**。

從此，我便要求病患必須戴上口罩（直接贈予）入診間看診，也配備了全臺基層診所第一套無塵看診與候診設備。這樣做下來，我不再動不動就被病人傳染，病人之間的院內相互感染率也大大降低，醫病雙方皆得利，讓我能放心的在流感大流行時為病人服務，有心的病人看在眼裡，自然也會將這樣的觀念宣傳出去。

我不僅常常更換口罩，避免細菌病毒沾黏在口罩外而遭到傳染，全程也帶著手套，看診期間不斷更換，並且要求診所內的護理人員同樣比照辦理，就是希望大家上班時別不小心染上疾患，讓大家安安心心的上班、健健康康的回家。

跟著醫生這樣做

口罩的使用注意與更換週期

許多病人戴口罩看診，常常會肆無忌憚的打噴嚏或咳嗽，此時若請病人頭轉側邊掩住，往往會被嗆聲：「我有戴口罩啊！」認為這醫生好龜毛。真是有苦難言啊！

要知道的是，只有醫療級的N九五口罩可以阻擋感冒病毒，一般外科型口罩與活性碳口罩僅能做為有機氣體吸附與簡單空氣顆粒過濾。更別說有些病人因為不想多花錢，一個口罩反覆配戴；每當我看到病人帶著汙黃起毛球的髒口罩時，都會趕快換一個新口罩給他們。所以，我們多久該換一個口罩呢？

這方面的說法各有不同，有人說八小時、甚至十二小時，其實我個人建議病人一離開醫院或診所就立刻換掉，而醫護人員若有接觸到病患的直接噴沫或可疑感染原就應該更換，雖然花費必然隨之提高，然而健康是無價的，小小的成本付出仍舊值得。

平時飲食少冰、少寒、少甜、不燥

感冒病人不能吃冷、寒、甜、燥熱與高熱量食品，平時少吃上述食物有助於避免感冒——流感流行的季節時，更是要忌口。除此之外，平日多喝溫熱開水、多吃溫性食物，身體便能隨時保持在最健康的體溫，如此一來，免疫系統自然活絡健康，討厭的寒邪也無從入侵！

話說回來，冬季天氣寒冷，不吃冷與寒的食物容易遵守，想要戒吃燒烤、麻辣、酒等燥熱食物難免會覺得比較困難，我也只能要求大家謹慎吃、節制吃，並且挑對時間吃，以免一不小心吃多了，本身體質有虛火或偏燥熱的人就容易被疾病找上門了。

去病小知識

虛火與燥熱體質

按照字義來解釋，虛指的就是平常臉色蒼白，體力差、怕冷、容易頭昏、食欲不好、營養素攝取不足。虛火則是指虛弱體質的人在運動與工作過勞、熬夜、吃過多高熱量的食物後，常會感覺燥熱，出現喉嚨乾、胸悶、腹脹、頭脹、較難入睡也睡不安穩等症狀。偏熱體質者平時臉色紅潤，食欲好、精神好，但就是容易有點便祕。燥熱體質的人，則多是口乾舌燥、火大缺水、尿少色濃又便祕、臉色潮紅甚至漲紅，脾氣暴躁、易長痘痘與各種身體發炎疾病等等。

天氣變化時的飲食

天候瞬息萬變，即使是寒冷的冬天，也常常會在數天甚至一天之內，就出現氣溫十度以上的劇烈變化，或是從溼冷轉為乾燥。請記住，多一分關注就多一分保護，**食物的選擇與分量都需因此天氣變化而調整**：天氣變冷、變溼時，要吃溫暖一點、吃多一點，讓身體溫暖，多添點能量幫助禦寒。然而當天氣回溫了，你就得消耗掉天冷時身體所儲存的多餘能量，最簡單的方法就是多喝幾杯水增加氣血循環，然後少吃半碗飯、兩口肉以減少熱量的攝取，不挨餓即可；蔬菜、雜糧多一點，食材上仍要選擇溫性食物，料理方式則最好清淡一點。絕不要天氣回暖了，還堅持低溫時的食補，或是嫌天熱而吃多了寒涼食物，這樣只會火上加油或讓寒氣上身，此時招來的可能就不只是感冒，各種感染都會如影隨行了。

老人家則更要小心因食物而引起中風與心肌梗塞。以前在急診室實習時，記憶最深刻的便是冬天的半夜裡，救護車經常送來吃薑母鴨、燒酒雞後昏迷的老人家，讓我至今對這些大補之物退避三舍，而經常被朋友、家人嘲笑揶揄。非醫護人員哪能了解這些血淋淋的臨床經驗呢？

大病初癒時的飲食

感冒剛痊癒時對飲食仍不可大意，請繼續保持溫暖飲食，讓受損的細胞有時間完全恢復。

我在當住院醫師時，臺大劉家銘教授發表了一個鼻竇炎黏膜研究，那對我之後的開業有莫大幫助。該報告指出，即使鼻竇炎痊癒後，鼻竇黏膜的厚度平均要三個星期以後才會恢復到正常水準。

我在臨床經驗的觀察同樣也是如此，這種情況在停藥以後的一星期內尤其明顯，但病患自認為身體已經沒事了，就稍微吃一些寒性食物、飯後甜食，甚至補品亂吃或不打傘淋一點雨，感冒立即復發，又馬上回來找我報到。

我常常會依據這份報告再三的告誡病人，**感冒或感染復原後的三個星期內，發炎腫脹受損的呼吸道黏膜尚未完全恢復正常**，飲食仍要以溫暖的中性飲食為主，務必要謹慎一點，才能幫助身體完全恢復。

去病小知識

鼻黏膜厚度與感冒的關係

感冒會造成鼻腔與鼻竇黏膜腫脹發炎、分泌物阻塞，造成鼻音很重，無法發出共振傳遞的正常聲音。我通常會用鼻音存在與否來協助診斷感冒病人此刻的鼻竇黏膜開始消腫與否，也一定會告誡病人持續三星期的感冒照護原則，避免再度感冒，才能完全恢復正常的抵抗力。

依據鼻黏膜的狀況可將感冒分為三個階段：

- **感冒初期：**約兩三天，鼻黏膜腫脹發紅，流鼻水、鼻塞、打噴嚏、全身無力、有鼻音。
- **感冒化膿期：**約一週內，鼻黏膜繼續腫脹，流膿鼻涕、肌肉痠痛、有鼻音。
- **感冒恢復期：**約三週，鼻黏膜漸消腫，鼻涕變少變濃稠，無鼻音且體力恢復。

※不是每個人都會出現化膿期，有正確照顧、充分休息與抵抗力優良者，經常可直接跳至恢復期，鼻黏膜腫脹問題也較輕微。

適量運動

感冒常是風寒、邪氣所致，也就是冷到了，中心體溫降低了，被感冒病毒入侵了，所以治感冒必須讓身體加溫，儘速恢復正常體溫，才容易恢復健康。人的體溫五十％是由肌肉運動所製造，而又有七十％的肌肉集中在下半身，因此走路或能運動到下肢的運動皆能有效的提高體溫。

運動有助預防感冒

想要預防感冒，一定要養成運動的習慣。運動的好處實在太多，不論任何年齡、性別或身體狀況的人士，只要能經常進行適量運動，所產生的熱能便可讓身體自然溫暖起來，有效改善循環系統；運動消耗掉的能量會讓人感到肚子餓，再加上運動時刺激腸胃蠕動、有助於排便順暢，對健康的益處就更大了。建議大家可以每天慢跑或走路，時間超過三十分鐘或至少五千步以上，最好能有效出汗，達到強化肌肉、提高體溫與增強體力、免疫力的目標。

女性經常有手腳冰冷的困擾，其實大都也是肌肉群不足、缺乏運動所致，我問過許多持續打網球的中老年女性球友，她們幾乎沒有手腳冰冷的問題。一般來說，只要每天散步十五到三十分鐘以上，運動的效果就會出現，大家最好還是能夠養成習慣。只是要注意一個大禁忌，那就是運動過量，感冒期間從事運動更要特別小心，過度運動反而會讓免疫力降低喔！

每個人的體力不相同，過量的定義也因人而異，最好的標準就是：**如果運動後的隔天感到疲累不堪，那就是過量了**——這是因為肌肉在短時間內產生過量的乳酸，造成細胞腫脹失衡、肌肉痠痛，需要耗費大量的能量才能幫助肌肉恢復，此時，抵抗力就會連帶的受到影響。不過，每個人能負荷的基礎運動量會隨著天天運動的習慣而逐漸提高，只要運動完的隔天不會感到疲累不堪，那就表示沒有過量。

感冒時適合運動嗎？

感冒後適不適合運動，這個答案因人而異，簡單的原則就是，只要身體感到很疲倦，就代表當下的你並不適合做運動，而是要好好休息。千萬不要把運動當成感冒的萬靈藥而勉強自己，要是因此增加身體負擔，那就本末倒置了。

感冒期間，運動前一定要特別針對痠痛僵硬的肌肉關節做有效的伸展與柔軟操，如果連柔軟操都累到不想做，就不要運動，你此刻最需要的是休息。運動後一定要立即更換衣物，儘快洗個熱水澡，甚至是使用蒸氣浴與烤箱，為此我們要羨慕那些有加入健身中心的朋友們，每天固定將健身運動與三溫暖排入生活當中，相較於沒有這個習慣的人，這些人是這麼的健康活跳——這是個應該多加推廣的好習慣。

總之，不管是風寒或風熱感冒，整體都是虛症，因此不論是要預防或治療感冒，任何能使身體溫暖的方法，都是好方法。然而知道歸知道，能確實執行者才會是最大的贏家。

PART Ⅱ

「咳」不容緩

搞定黴漿菌，真正治癒各種咳嗽病

咳嗽為什麼不會好？

咳嗽的直接、間接原因大多來自黴漿菌

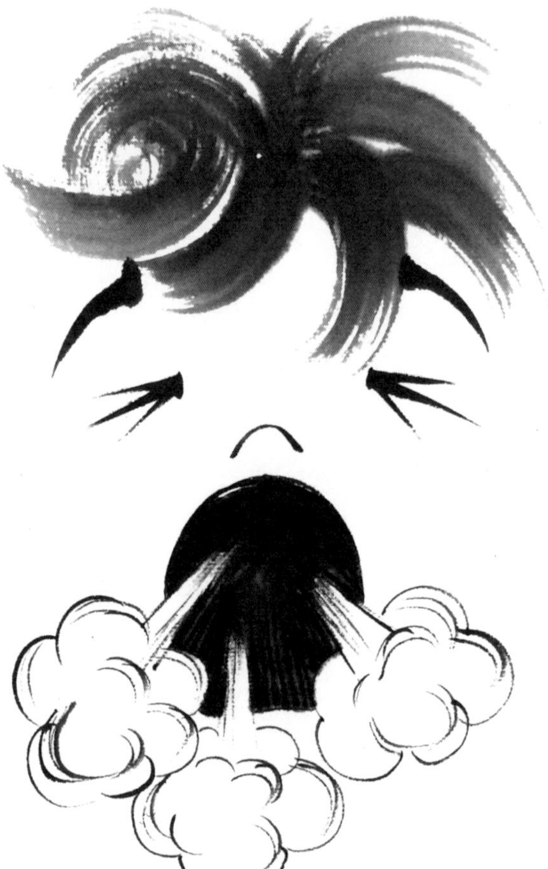

臺灣俗諺有云：「醫師怕治嗽，土水驚抓漏。」咳嗽看似小病症，卻常常是醫生最頭痛、最難治癒的症狀。大學聯考放榜時，母親從報紙的榜單上看到兒子醫學院榜上有名，當下就嚴肅的交付我一個任務，那就是找出為什麼羅家有很多長輩都因為長期咳嗽、氣喘、肺炎而死，希望我研究出解決之道，找到自救及預防的方法。

當時我正年少青春、活力充沛，並沒有很認真看待這個任務，也不認為有什麼困難——更不覺得這與我有密切關係，但冥冥之中自有安排，也許我就是注定要成為一個日夜與咳嗽為伍的耳鼻喉科醫師。直至今日，我這個專治咳的醫生仍舊很怕治療咳嗽，一點也不敢掉以輕心。

為什麼感冒時，有人會咳嗽，有人卻不會呢？其實，以正常功能的呼吸道來說，應該不會一感冒就咳嗽；感冒時若開始有咳嗽症狀，即使只有一、兩聲也要提高警覺——這代表呼吸道可能早已被感冒病毒入侵，只是感冒啟動了一連串發炎機制。

咳嗽多半與感染有關

咳嗽是我們清除氣管分泌物、膿液、血液甚至唾液、湯汁、胃酸逆流與任何外來異物，藉此保持呼吸道通暢的一種保護反應。一旦開始咳嗽，就需要分析所有相關症狀，依此找出致病原因並加以治療。

我的臨床經驗是：咳嗽多半與感染有關。感冒病毒愈強，愈容易引發支氣管黏膜發炎腫脹，尤其是流感病毒，非常容易合併肺部二次細菌感染如：黴漿菌、鏈球菌、肺炎鏈球菌、綠膿桿菌、退伍軍人菌與肺結核。此時，病人的支氣管發炎，必定開始咳嗽有痰，嚴重者甚至會造成肺浸潤引起肺炎，直接危及生命。

在這當中，最常見的兩種二次細菌感染是**黴漿菌**與**鏈球菌屬**。感冒咳嗽病人伴隨有急性鼻竇發炎、黃膿鼻涕症狀者，要先考慮是否有鏈球菌感染；而沒有鼻竇發炎症狀，以咳嗽為主——尤其是感冒兩、三天後才開始咳嗽者，則要考慮黴漿菌感染。

至於平時感覺喉嚨卡卡有東西，沒事乾咳一、兩聲，偶會還會有一點痰者，去看診時常被診斷為慢性咽喉炎或者是胃食道逆流，雖然診斷上基本沒錯，但真正的原因常常仍是黴漿菌感染，我的經驗發現，一直吃消炎酵素、化痰藥，或是胃乳片加上抑制腸蠕動的藥應該是不容易好的。

感冒咳不停，黴漿菌惹的禍

學習整合醫學後，我注意到一個令人驚訝的現象：門診感冒病人中，只要紅血球內找不到黴漿菌入侵者，幾乎就沒有咳嗽症狀，即使會咳，也是短暫且輕微，通常會隨著急性症狀的緩解而迅速消失；除非是二次肺炎鏈球菌感染，才會出現嚴重症狀，但這絕對是少數案例。

十多年來，我一直持續檢測咳嗽病人的血液，從中發現了一個現象：黴漿菌在人體紅血球中的數量多寡，以及免疫系統對黴漿菌的承受能力，能大致決定感冒後是否會出現支氣管感染的咳嗽症狀。**反覆咳嗽、有痰且久治難癒的病人，在血液中幾乎都有黴漿菌感染的狀況**，而在臨床上，無論輕重病例、是否伴有其他細菌感染、使用什麼治療方法，只要能夠同時消滅黴漿菌，病人的咳嗽問題必然大有改善。

與黴漿菌的初次相遇

我在臺北國泰醫院當實習醫師時，外婆因為發燒、咳嗽喘鳴而到國泰醫院林吉崇教授的門診診治（林吉崇為臺大教授，在國泰醫院亦有門診）——正是這個機緣，讓我進入了黴漿菌的世界……

林教授表示，外婆的體溫攝氏三十八·二到三十八·五度，是輕度發燒，肺部X光顯示有輕微模糊與浸潤現象，但因有明顯肥胖與亂吃藥的情形，除例行檢測治療與細菌培養外，要加做血液黴漿菌抗體與類固醇檢測。

前三天的治療效果並不理想，外婆變得更喘更虛，幸而報告出來後，發現黴漿菌抗體陽性且血液類固醇含量過低，林教授指導我說，這是一個虛弱又亂吃含類固醇藥物的病人；在投予紅黴素藥物抗黴漿菌並補充類固醇血清濃度後，外婆迅速恢復了往日的開朗健康。外婆出院時，林教授還特別提醒我，除溫暖、營養飲食，要長期低量補充類固醇，以維持正常生理運作。

因為這雙重關係，造就我之後對黴漿菌與類固醇的分外關注與提防，也感恩林吉崇教授的諄諄教誨與啟蒙。

去病小知識

低量補充類固醇

類固醇是一系列擁有相似結構的化學物質總稱。一般所說的類固醇多為皮質類固醇（Corticosteroids），皮質類固醇在正常情況下，可由人體的腎上腺自行產生與分泌，可活化新陳代謝、調節能量利用止痛、抗發炎、免疫抑制的作用。類固醇是人類生命所必需，人因有類固醇才能生存下去，尤其在遭受壓力時分泌量會增加，才能應付人生中的各種挑戰。

對於血液中缺乏正常類固醇的外婆補充類固醇是不得已的做法，就是用基本量補充每日所需消耗，當時醫院劑量是一天一顆五毫克 Prednisolone，但約一個月後我只建議兩天一顆，最後則是長期剝一半服用且兩、三天吃一次，有時也會視狀況調整用量，狀況良好時，經常會停藥一、兩個月。外婆之後恢復健康，於八十九歲高齡辭世。

黴漿菌讓我眼界大開

雖然少有學者研究黴漿菌，相關期刊也非常稀少，但對黴漿菌的關注卻**解決了我行醫以來深藏於內心的咳嗽問題**，像是病人為何久咳不癒？同樣是感冒，為什麼有人咳嗽、有人不咳？以及咳嗽有痰、疲倦易累的原因等等，就連對中醫的肺虛、氣虛的理解，也能從中找到一些答案。

至於一個人體內黴漿菌的多寡，似乎與身體的免疫力有關：體弱多病時，黴漿菌幾乎都很多——專愛欺負弱者與忽視它的人；健康的受檢者幾乎都很少發現黴漿菌。

既然黴漿菌與易感染體質似乎有關，為什麼驗血測黴漿菌抗體時，又常常測不到呢？是太早檢測的問題，還是另有其他原因？（此問題將於一百七十一頁再討論）

黴漿菌是什麼？

黴漿菌是一種繁衍成功的微細生命，它之所以能成功繁衍，是因為它會無聲無息——頂多小聲小息——的造成身體一點點的不舒服，這些輕微、不嚴重到影響作息的症狀很難引起人們的注意，也因此讓人體成了餵養它們的牧場。

黴漿菌需要寄生在紅血球中繁殖，是介於細菌與病毒之間的生命體，可說是最小型的細菌。平時，因為有正常免疫力的控制，鮮少人會感受到它們的存在；就算免疫力因遭受風寒而下降，讓它們藉機繁殖而引發了症狀，也因為鮮少致命而沒受到重視，甚至還有人說它們是人類的共生菌——我絕對不贊成這種說法，感染就是感染，黴漿菌絕不是共生菌，而是會讓我們生病的病原體。別忘了，黴漿菌嚴重感染時，也會得黴漿菌肺炎，讓您住進加護病房——我外婆就是最好的例子。

黴漿菌是個隱形殺手，往往傷害我們於無聲無息之間。打個比方來說，如果萬里無雲的晴天代表健康，黴漿菌就是烏雲，少量存在時可以造成晴到多雲的天候，還稱得上是好天氣；至於烏雲滿天直至下雨，就變成壞天氣了——生病。

在治療上，**吃咳嗽藥只不過是壓制症狀而已，會好全是自我痊癒**，跟醫師無關——這就像許多病人被診斷為過敏、胃食道逆流與慢性咽喉炎，吃藥只能控制，但就是不會好。

我之所以重視黴漿菌，是因為預防醫學相當重視一個人的「未病狀態」。黴漿菌就像是一個人的健康晴雨指標，納入檢測就能增加完全治療的機會，達到整體的健康，醫師能夠輕鬆使命必達，病人也能快速恢復健康，是雙贏的策略。而在黴漿菌的檢測方面，只要有一臺布萊德福特BVPM超高倍活細胞顯像顯微鏡，一般診所也可以自行檢測黴漿菌，方便迅速。

健康紅血球的生命週期原本是一百二十天左右，一旦遭到黴漿菌侵入，將迅速受損死亡，大量的紅血球屍體會與黴漿菌排泄物囤積在血液中，影響整體紅血球的攜氧能力與相關生理機能，並因此產生症狀。只要感冒後有咳嗽的病人，血液裡大多找得到大量的黴漿菌，除非是真正急性病程初期——但即使如此，絕大多數也都會在未來幾天的複檢後發現。至於血液裡有大量黴漿菌但無任何咳嗽症狀的人，根據我個人多年的經驗，則是因為他們沒有受到感冒病毒感染，但這些人**大部分皆有卡痰、常清喉嚨與容易疲倦等症狀**——他們長期感染黴漿菌，早已經習慣這些「小症頭」，甚至誤以為是正常現象。

黴漿菌的長期感染甚至可以影響睡眠與關節問題，好多咳嗽病人在完成治療後，驚喜的興奮之情全都寫在臉上——睡不好、甚至關節痛的痼疾竟然不見了！

治好黴漿菌就能停止咳嗽

一般來說，病人會在感冒後三天左右才開始咳嗽。許多人也因此感到納悶與困擾，每次看病初期都沒有咳嗽問題，卻在兩、三天後開始發作，害他們又得為了治咳嗽而往診間報到。

另外有一種病人一感冒就會馬上咳嗽有痰，那就表示他體內已有黴漿菌過量繁殖的現象，所以一被感冒感染就會開始咳嗽。若你平時喉嚨就有痰，卡卡的不舒服，會乾咳一、兩聲，也會吐痰，此外，晚上比較不好睡，體力差了些、很容易累，關節比較僵硬，而且容易有胃腸不舒服如緩瀉、食欲不振或腹脹等狀況……就非常容易在感冒後立即產生明顯的咳嗽症狀。

感冒之所以會咳嗽，大部分都是因為有黴漿菌的參與，就算伴隨了其他的感染原，在治療效果不好時加入能對抗黴漿菌的藥物或健康補充食品，也都能讓病人加速痊癒——無論是否有證據與檢測證明患者感染黴漿菌，都屢試不爽。

這是我自己的臨床經驗，雖然仍有少部分病例不能證明與黴漿菌有關，但病人的恢復就是最直接的證據——很多人所謂的（肺炎）鏈球菌感染，在臨床上反而是較少單獨發生的。

黴漿菌抗體檢測準確率不高

黴漿菌感染症狀嚴重者，才能經由黴漿菌抗體驗血確診，然而，驗血的準確率僅有六至七成，經常因此而造成延誤治療；至於輕症的病人，則常常被當做是過敏咳嗽治療，長期服藥卻又不見成效，實在可惜——**徽漿菌診斷不可全靠驗血檢測，臨床經驗法則才是最重要的。**

為了進一步了解一般徽漿菌檢測的正確性，我利用診所內的病人做觀察：

二〇〇八年十月至二〇〇九年三月九日，共有四十七位主訴明顯咳嗽有黃痰的病人（十五至七十八歲，三十一位女性、十六位男性），在徵求病人同意後為他們做了檢測。確認BVPM超高倍活細胞顯像顯微鏡檢測皆有明顯徽漿菌感染者，才抽血檢查「肺炎徽漿菌抗體IgG」（Mycoplasma IgG）是否一樣呈陽性反應（陽性反應代表檢測出徽漿菌抗體）。

結果發現：

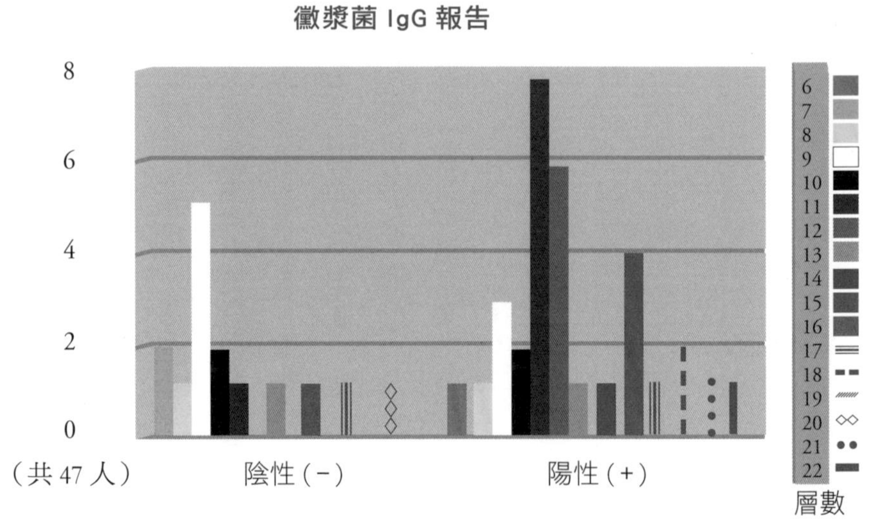

圖 5 徽漿菌抗體檢測統計圖。徽漿菌平均層數：陰性（15 人）—10.87，陽性（32 人）—12.59

陽性反應：三十二位（陽性率：六十八％）
陰性反應：十五位（陰性率：三十二％）

明明這四十七位病人皆可在超高倍活細胞下看見明顯的黴漿菌感染，呈陰性反應的比率卻高達三十二％！這三十二％被診斷為陰性的病人該怎麼辦？在其他院所是不是會被耽誤到病情？我只能暗自慶幸，即使未正確處理，黴漿菌也鮮少致命，再者，病人若能在生病期間休息保養與自我隔離，症狀多半還是會消失的。

清除黴漿菌是否有其必要？

這麼說來，似乎沒有非得處理黴漿菌感染問題的必要性，不是嗎？其實不然，人類雖有承受一定程度感染的能力，但縱使一開始表面上並沒有產生病痛，一旦長期忽視，仍會造成身體的傷害。至今十多年來，我持續透過ＢＶＰＭ超高倍活細胞顯像顯微鏡進行活血檢測證明，只要尚未服用藥物治療黴漿菌，大部分咳嗽病人（無論何種病情表現，或是其他感染是否存在）的血液中，皆可輕易發現大量黴漿菌的存在，而一旦成功清除黴漿菌——不論使用藥物或自然療法，咳嗽的治療就變得簡單多了。

從黴漿菌檢視咳嗽的五大原因

咳嗽症狀的關鍵因素

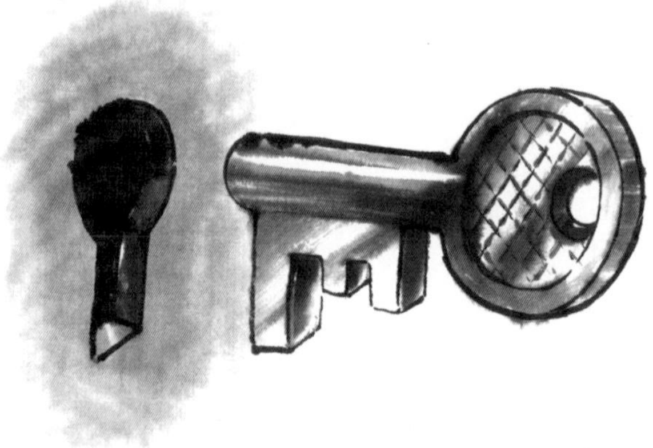

確定了感冒咳嗽的背後有黴漿菌作祟後，我開始觀察每個病例中黴漿菌所造成的影響。十多年來利用BVPM超高倍活細胞顯像顯微鏡檢測累積大量的病例統計後，發現感冒後是否出現咳嗽症狀，背後共有五大原因；這發現推翻了我過去許多根深蒂固的觀念和所學所知。

主因1〉多數病人血液內的黴漿菌數量很多

多數咳嗽病人的血液內含有大量的黴漿菌，當中尤以還沒吃藥治療的感冒咳嗽病人最為準確。無論是哪種造成咳嗽的感染——又急又嚴重的典型感染也好，其他各種非黴漿菌的非典型感染也好——大都可在病人血液中發現大量的黴漿菌（不論黴漿菌是不是主要感染源）。

這期間，有兩名在家監護的肺結核病人，因為治療效果不好、咳嗽一直未改善而來到我的門診，求助整合醫學的診療。他們的血液一樣顯示出明顯的黴漿菌感染，而在服用黴漿菌抗生素並同時搭配整合營養療法後，兩位病人的症狀便迅速得到改善，短短幾個星期內，臉色與體力的恢復也都非常明顯——當然，兩人仍舊持續服用每日由衛生所人員送來的抗結核病藥物。

此外還有一個意外發現：當下沒咳嗽的感冒病人若有明顯的黴漿菌感染卻不加以處理，大多會在短短幾天內因為咳嗽而再度就診。最好在當下告知病人可能將會產生咳嗽症狀，囑咐其避免寒性飲食——病人往往會在幾天後因咳嗽而回診，而且對我的推斷十分讚嘆。

咳嗽的背後原因往往不只是感冒與過敏，然而每當我提到黴漿菌感染疑慮時，病人的反應往往非常兩極化，大部分病人表面上行禮如儀，回家後雖然吃了我的藥而看到效果，卻對我的叮囑置之不理，常因此落得咳嗽復發而回診。只有少部分病人如獲至寶，回家後照我的交代依樣畫葫蘆，從飲食生活起居調整，疾病自然會離開，之後就不太需要再到診所報到。

主因2〉其他家人有咳嗽症狀

如果你的小孩、配偶與父母有在咳嗽，即使你目前沒有出現症狀，也一定要小心防範、保持距離，盡量不要接觸到他們溼熱的呼吸排出氣、體液與分泌物，以減少接觸的病毒病菌量。

當年SARS期間，居家隔離病患的家人之所以能不受感染，部分原因當然與個人免疫力有直接關係，然而主要功臣仍然是避免接觸——每個人能忍受的病源量不同，**身體強健加上避免接觸，才能將傳染的可能性降至最低。**

咳嗽絕對是一家人的事情，一人咳嗽，全家必須一起居家照顧防範、一起溫暖飲食，任何人都不能置之度外。這是因為同住在一個屋簷下，有家人咳嗽，黴漿菌便會隨著咳嗽的水霧噴發、飄散至空氣中，同住的家庭成員長期呼吸高濃度黴漿菌汙染的空氣，很可能早就遭受感染了，因此可以合理推斷血液內亦有相似數量的黴漿菌。

只是每個人的免疫力不同，能忍受的黴漿菌感染量也不同，因此有人會發病、有人不會，一旦感冒了，身體不舒服、抵抗力降低，原本潛伏著的黴漿菌便會伺機作亂，導致你開始咳嗽。

一般來說，老人與小孩最容易咳嗽，只不過老人家的咳嗽往往不易察覺——因為有事沒事就咳一聲，長期下來也沒有特別不舒服的症狀，所以容易被忽略。然而，只要利用BVPM超高倍活細胞顯像顯微鏡檢查，便可發現明顯的黴漿菌感染。

小孩子就不同了，嬰兒出生時是一個潔淨的身體，任何感染病原體都會導致強烈反應，症狀就會相當明顯。家中若有咳嗽的小病患，一起緊密生活的健康成年人可能有更高量的黴漿菌感染而不自知，基於這個原由，我常常會請陪同咳嗽孩子來看診、沒有咳嗽與感冒症狀的家長一起接受顯微鏡檢查，以確認大人有沒有感染、感染情形是否比孩子更為嚴重？

黴漿菌感染統計研究

我的黴漿菌感染統計研究，隨機以八十七個家庭做檢測對象（小孩子感冒咳嗽來看診，但家長沒有感冒咳嗽，也沒有服用任何感冒藥物），在長輩的同意下一起點血檢測，結果見圖6。

如我所推測，每位受檢者（包括家長）皆有黴漿菌感染的現

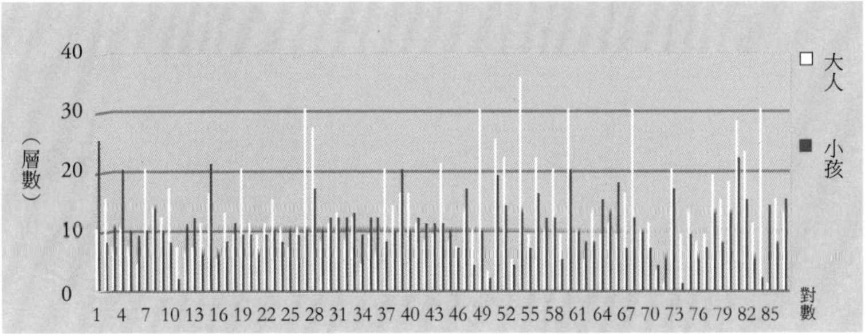

圖 6 黴漿菌數統計表—以 87 個家庭為例

象，父母長輩自覺健康無咳嗽者的平均層數是十一・六，小孩有感冒咳嗽的平均層數是十・六（圖6），**其中有六十％以上的家長血液裡的黴漿菌數量比生病的小孩子更高**（圖7）。

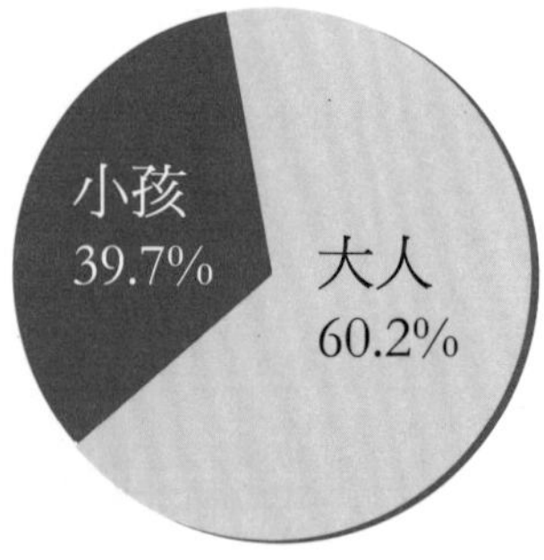

圖7 健康大人的黴漿菌數還比生病小孩的黴漿菌數高喔！

黴漿菌感染的計算方式

大家肯定會疑惑，我到底是怎麼計算黴漿菌的數量呢？這個大致可行的計算方法是經過我長久的苦思而來，但仍有實際判定的困難以及準確率的問題，但目前這個做法和計算方法至少能得到統一的數據做為參考，若未來有更確切的檢測方法，一定會更有說服力。

黴漿菌活血檢測玻片採血後，大多數被黴漿菌感染的紅血球幾乎都會存在於玻片四周邊緣——這可能是因為被黴漿菌感染的紅血球變厚重，一旦蓋上蓋玻片就容易被擠到相對邊緣的位置；因此，有黴漿菌感染者，可從檢體外側的紅血球找到黴漿菌。黴漿菌感染量愈多，在玻片外圍會有愈多有問題的紅血球堆積，便可藉由紅血球的堆積做為計算單位。

我的算法如下：

將放大倍數調到整個電腦螢幕僅能容納約十個紅血球，觀察檢體外側受黴漿菌感染的紅血球區域。以十個紅血球厚度為一個單位，接著計算共有幾個厚度單位，依此可大略檢測出黴漿菌感染的強弱（圖8、圖9）。當然，被感染的時間長短、病人的免疫力，以及是否有服用藥物都會影響檢測結果，但八十七組的樣本檢測，至少能提供一個大致的方向，做為治療上的依據。

經過詳細計算，有的病人甚至可達到三十五個厚度的誇張程度。這種統一的標準計算，有助於得出大略的數據；而除了計算感染量，還可以藉此將服藥後的效果數據化，配合症狀做臨床判斷。

同時，如此計算也能讓同一病人的複檢呈單一性、恆定且有意義，雖然依藥物使用前後受感染紅血球的厚度變化來認定有無藥效，仍非常的困難，但至少可以提供一個參考數據——只要把大家的數據放在一起比較，就能得出報告。

症狀解除不代表感染原消失

從觀測黴漿菌多寡與呼吸道感染疾病的關係，可以發現三、五天後回診的病人雖然在服藥後症狀大有改善，但黴漿菌數量仍與初次檢測差不多；就算初診七、八天後回診，黴漿菌數量明顯減少，仍然不到完全清除的程度，直到十一、十二天第三次返診時，大部

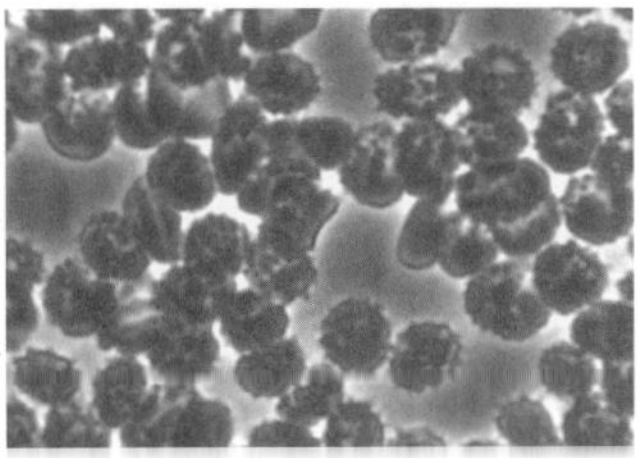

圖 8 受黴漿菌感染的紅血球

約 10 個紅血球數（RBC）算一個厚度，RBC 上可見明顯黴漿菌體感染

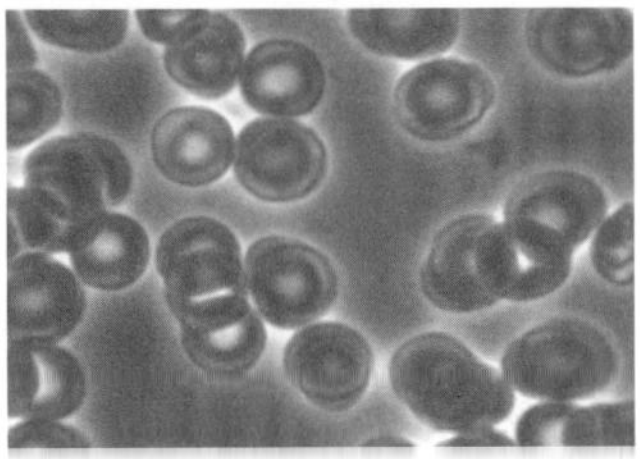

圖 9 未受黴漿菌感染的紅血球

約 10 個紅血球數（RBC）算一個厚度，治療後 RBC 不見黴漿菌體

分病人的血液裡便不容易有黴漿菌了，由此可以證明，**治療期絕對需要至少兩週以上**，所以一定要告訴服藥的病人，不是症狀緩解就可以不吃藥，多吃一次藥將黴漿菌徹底清乾淨絕對有其必要，只要之後記得養生、健胃整腸就行了。

第三次服藥痊癒後，病人體內的黴漿菌幾乎消滅殆盡，身體將得到休養生息的機會；若病人願意進一步留意日常保健——規律生活、禁寒涼甜食，並且全家人一起執行，他們將來大概就會是診所和醫院的稀客了。這麼多年下來，看見自己醫治過的病人，絕大多數在整體健康上都往正面的方向發展，便是我最大的欣慰。

這個檢測方式簡單有效，算一算數量便可以讓病人知道自己的感染大概有多嚴重，若還有懷疑，亦可以用不同指尖重複採血確認。來我診所看診的成年病人，明明有將近兩成的人紅血球被黴漿菌侵蝕殆盡，卻只出現一點點輕微的咳嗽症狀，面對這些人，我說什麼都沒有用，然而一旦讓他們從顯微鏡下親眼看到自己的紅血球被黴漿菌吃得這麼慘後，他們就會比我還著急了——鮮少有人在得知自己正無條件供養黴漿菌還能開開心心的！

主因3〉腸胃健康幾乎皆有不足之處

咳嗽病人看診時，常會告訴我同時有腸胃不舒服的情形，如腹脹、腹瀉、便祕、消化不良與食欲不振等等，甚至有人因此而斷斷續續的在吃胃腸藥。這些人常常會反應自己一直反覆咳嗽有痰，一旦感冒了，就很容易久咳不癒。這個答案用中醫理論很容易解釋，脾胃屬土，土生金；金屬肺，缺土就不能生金、生肺——古人的智慧之高，至今仍讓人難以想像。一個人脾胃不好，肺氣就不足，自然容易咳嗽，而最有意義的居家保養原則就是溫暖飲食、補足元氣、吃對食物，自然重建腸道生理環境，再配合補充益生菌、酵素與中醫調理，如此咳嗽症狀將自然消失無影。

黴菌與黴漿菌常有密切的互動關係，**感染黴菌者通常是攝取太多甜食與精製碳水化合物所致**。針對在BVPM超高倍活細胞活血顯像顯微鏡檢查下除了黴漿菌還常出現一大堆黴菌與念珠菌的病人，我都會詢問他們平常的主食是什麼，幾乎所有人都以白飯與白麵粉為主食，大人的點心經常是饅頭、麵包、甜點類，小孩則會加上糖果、餅乾與含糖飲料——精製碳水化合物及糖攝取太多會讓腸道消化延遲，尤其是飯後甜點或整日不停歇的進食習慣：

早餐三明治配甜豆漿或奶茶，午餐前又來杯咖啡加餅乾；午餐以飯麵為主食，再來個飯後水果增加飽足感；下午茶是社交重點，甜點、蛋糕加杯養生茶或咖啡；晚上再來個大餐享受一下，水果自然也不會少吃；宵夜再將肚子撐飽好睡覺……

當腸胃經常塞滿碳水化合物，一般會利用各種消化酶與益生菌（好菌）幫助消化吸收，但要是長期下來都無法完全消化，不斷累積的食物將腐敗發臭，腸道一旦發炎，各種壞菌必定滋長作怪——包括各種黴菌，造成益生菌大量滅絕。此時，這些腸胃不適的咳嗽病人血液裡，經常可同時發現許多黴菌與白色念珠菌（女性要先排除有無白帶症狀，避免混淆），腸道慢性發炎，黏膜腫脹潰瘍，黴菌與各種雜質自然會經由腸壁缺損進入血液，進而蔓延至全身。

此刻，病人的血液裡已有各種不該出現的黴菌與腸漏塊，以及各種抗原、抗體與毒素——你我周遭本來就圍繞著許多受黴漿菌感染的親友，這種感染必定會影響免疫力，黴漿菌便容易趁此良機進入紅血球，迅速的繁殖壯大——這就是我用BVPM超高倍活細胞顯像顯微鏡看了無數病人的血液後，所發現的臨床結論：黴菌與黴漿菌狼狽為奸，彼此互相加持。因此，我們的**治療方針一定要同時清除這兩個問題**。

黴漿菌比較單純，輕者可靠增強腸胃道機能及免疫力來治療，也可用生技產品幫助清除，重者則靠抗生素藥物清除。但是黴菌就不建議用任何藥物治療。我查過藥典後發現，所有的抗黴菌西藥幾乎都有一些肝毒性，殺了黴菌卻可能傷了肝——肝臟壞了可是一點兒也划不來。因此，透過日常保健養生來養好菌、吃好菌是比較好的做法：減少碳水化合物的攝取、控制一天的飲食總熱量，再加上腸道保健的溫暖飲食，自然可達到殺掉壞菌的效果，同時也解決了部分病人短期服用抗黴漿菌藥物的腸道菌叢問題，一舉兩得。

最後要注意的是，避免自己再度「發黴」：

(1)首先要注意生理的清潔衛生，女性尤其要保持外陰部與陰道的乾爽通氣，上完廁所一定要沖水清洗乾淨。
(2)正確勤刷牙、多漱口，保持口腔潔淨，就不會孳生各種口腔菌與黴菌、念珠菌。
(3)禁吃甜食、糖果、餅乾，少吃麵包、蛋糕與饅頭這些糖分過高或麵粉發酵過的食品。

徽漿菌感染與胃腸機能不良有非常多的關係，但一定要病患願意努力才有機會改變——光吃西藥，絕大多數咳嗽病人的胃腸問題是無法真正有效改善的。得靠自己養好菌，才能改變腸道菌相，益生菌、酵素、纖維質、微量礦物質、維生素與各種健康油脂如Ω-3、Ω-6、Ω-9，皆需要適當與平衡的補充、攝取；此外也別忘了運動以增加腸胃道蠕動。

主因4〉生活環境潮溼、通風不良

陰暗潮溼正是黴漿菌與黴菌、塵蟎共舞的環境，如果您的生活與工作環境就是這種不良的環境，您也將物以類聚而變成陰虛體質，咳嗽自然容易上身。

黴漿菌容易上身可以用一個中醫名詞解釋——「體內溼氣太重」，即五行中的水元素太多。在陰溼環境中生活的病人血液中，常能發現數量龐大的黴漿菌與黴菌，因此，祛溼氣是真正完全治療黴漿菌一個非常重要的工作。

鼻子就嗅得到屋內的霉味就是不對；眼睛掃描一下屋內，角落是否有蜘蛛網、牆壁上是否烏黑發黴、甚至有壁癌，那肯定更糟糕；窗戶如果很少甚至沒有採光，就是沒有通風與陽光照射……這些加總在一起，就是一個陰溼的環境，絕對不要輕忽。

請打開家裡的儲藏空間，檢查一下是否有改善必要，用不到又滿是汙垢灰塵的老東西，能清潔的就清一清，能丟的就回收掉吧！

每日使用的棉被床組更需要經常換洗，最好能曬太陽殺菌防黴；窗簾更是一大問題，您多久（甚至多少年）沒洗過了？趕快拆下來洗一洗，或是乾脆換新的！窗簾跟衣服一樣會舊，如有必要，請一定要更換掉。

衣櫥裡是不是有一大堆好久沒穿過的衣物，應該收起來後就沒有再洗過或拿出來曝曬了吧！我的母親房間裡就存放著不少年紀比我還大的衣物，既不定期清洗，也捨不得丟掉，我每次都得趁她出國旅遊時偷偷拿出來曬曬太陽，加以消毒。如果連我這個已經非常注重的家都有這些狀況了，可想而知，讀者們家中實際狀況如何，實在令我憂心不已。

當病人隔了很久後又因感冒回診時，甚至還會帶個小禮物謝謝我當初不厭其煩的嘮叨叮囑——當初那個久咳不癒、一直回診而不斷被嘮叨的病貓，在一次悻悻然的看診過後，終於下定決心把家裡弄亮、變乾淨，保持空氣流通，結果也真的因此而久久不咳啦！然而可惜的是，我很少看到能把環境照顧做得很完整的家庭——大家一定要多加確實執行啊！

診間故事、

豪華飯店的黴漿菌危機

我有一對健康狀況不佳的夫妻病患在經營一家高爾夫球場，不論是工作或住家，都是在一個依地底峭壁的山谷自然環境中所建的高爾夫球場飯店。

整體環境非常潮濕，雖然飯店美輪美奐，自然景觀亦非常宜人，但夫妻倆的血液裡都有超高數量的黴漿菌與黴菌，至今無人能及。您能想像一個人血液玻片上，有將近三分之一的紅血球都被黴漿菌感染了嗎？而他們竟然只覺得容易疲倦、體力不濟、食欲不振、消化不好而已，若不是生活富裕、營養充分，怎麼可能只有這些症狀？

不過，要改善他們的工作和居家環境，需要龐大的資金、人力——裝抽風扇增加屋內外的通風；利用除濕機在人離開房間時定期除濕、降低濕度；使用空氣清淨機改善充滿黴菌、塵蟎的不良空氣；多加裝一些燈明亮室內以增陽氣——所以我也只能盡量讓病患了解這麼做的重要性。

正讀到這裡的你也一樣，請好好檢視自己的工作與居家環境，若能朝這樣的目標改善，將能減少被黴漿菌感染的機率。

主因5〉飲食習慣錯誤

我發現，常咳嗽的病人其實多半喜歡吃寒性與燥熱兩種極端屬性的食物。在夏天，就喜歡吃冰冰涼涼的食物如各種冰品以及寒性蔬果如西瓜、冬瓜、白菜與白蘿蔔等等，吃的當下雖然很消暑，但吃過冰寒食物後，身體變虛，多半要緩瀉肚子一、兩次，才能重新五行平衡。

食品若單純、清淡也就算了，但若是高糖、高熱量的冰品飲料或是甜點、蛋糕，造成卡路里過高與糖分攝取過量，多吃了便容易導致腸胃道發炎，並因此降低免疫力，讓問題更加嚴重。

這些人往往對燥熱食物也比較不忌口，炸雞、薯條，鹽酥雞、燒酒雞、薑母鴨等都屬燥熱的食物，而水果中的龍眼、荔枝與榴槤就更不用說了。

如此的寒熱交替入口，就將更容易因此而生病，**腸胃會因寒食而虛冷，繼而因燥熱飲食而發炎**，自然會導致腸胃健康亮起紅燈。想要不咳嗽，以生鮮蔬果、五穀雜糧為主的溫和健康飲食，才是最安全的。

在冬天，更有許多不管艷陽高照或寒流過境，薑母鴨、燒酒雞、羊肉爐輪番上陣的人，除非您正值病後剛康復，需要補充元氣，否則這樣大補很容易全身燥熱，招來喉嚨痛、頭痛。此刻若能少吃精製澱粉，多喝幾杯水、蔬果汁，稍微餓一、兩餐，儘快疏散火氣還能稍做緩解；否則將容易因小失大，生病受感染，長期反覆下來，就容易變成虛寒但又虛火亂竄的體質了。

建議大家多了解食物的屬性並配合季節食用，才能避免因錯誤飲食招致不必要的病痛。

讓水元素流動袪濕的溫暖食材

黴漿菌既然是陰陰溼溼病，就是水元素太多，而且是一灘不流動的死水。要先幫助身體水的流通，就是要運動強身，讓血液與淋巴循環暢通無阻。此外，多攝取木元素的食物，木生火後，自然就能改善水太多的問題，你可以多攝取植物的莖部如：蓮藕、牛蒡、新鮮竹筍等，或是蘆筍、豆苗、橄欖等木元素食物。

有香味的食材能幫助行氣，也可以多攝取，如：香菜、蔥花、芹菜、嫩薑、咖哩、杏仁、少量辣椒，以及胡椒、花椒、黑白紅醋等皆有效，各種味噌蔥花湯更是我的首選，除此之外也可以選用一些中藥材。

適量的火性食物能將水蒸發掉，也相當有幫助，如胡蘿蔔、紅辣椒、紅番茄、紅洋蔥、紅蘋果、黑米、紫米、紅棗、桂圓，以及少量牛肉、鴨肉等等，不妨適量攝取。

咳嗽病皆屬虛，但要注意**虛不受補**，切記不可隨意大補，薑母鴨、燒酒雞與麻辣鍋等一定要有所限制。土能吸水，一般土性食物也較溫和，南瓜、地瓜、芋頭、糙米飯等，任何時候皆可依需要攝取，對調整五行平衡功不可沒。

人類的任何疾病都與五行不平衡有關係，也就是說大多是生活飲食習慣錯誤所致，對食物屬性多一點了解，平衡平均攝取就能常保平安。

一味鎮咳的危機

不咳嗽代表痊癒了嗎？

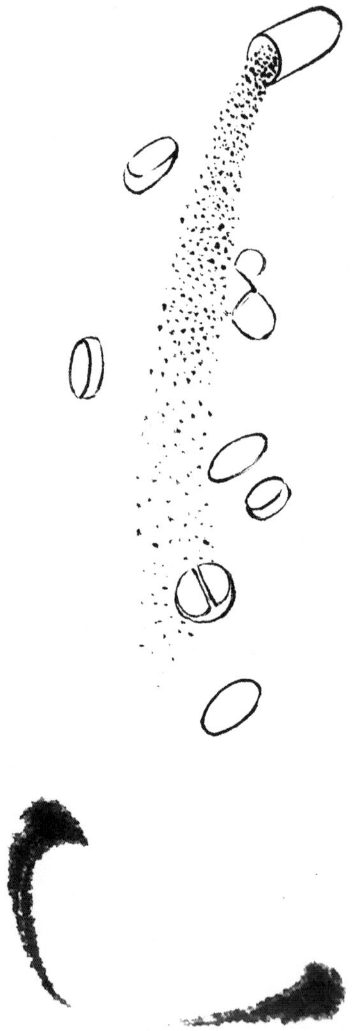

咳嗽病人多半想的很單純，來看診就是為了趕快鎮咳，並不懂立即鎮咳其實是不對、不好的。但身為醫師，我們的職責是找出咳嗽的原因，治療咳嗽絕不是照本宣科開一堆鎮咳、止咳、化痰、止癢的藥物——病人希望鎮咳，醫師想的是完全治咳，兩者的所想所願皆不相同。

醫師一定要有泰山崩於前仍不改其志的意志，否則現下極其現實的臨床醫療必會逼得醫師妥協，雖然病人暫時舒服不咳了，但是痰液阻塞的腫脹氣管將如何面對未來？

錯誤的鎮咳心態

咳嗽是身體的自我保護反應機制，當氣管受到發炎、分泌物的刺激，便會引發急速的氣管收縮症狀，也就是我們所見的咳嗽。

咳嗽的目的就是要將氣管保持暢通，讓感染部位盡量維持正常功能，因此，治療咳嗽不可以一味鎮咳，否則可能加重氣管發炎腫脹與分泌物阻塞呼吸道，進而引發肺炎。如果你了解了，就知道絕對不可以自行亂買、亂吃鎮咳藥。治咳嗽，一定要「讓咳」（讓病人咳出來），把堆積在呼吸道的發炎分泌物——如鼻涕倒流、鼻咽喉腔積膿、從氣管至肺泡的所有分泌物都會刺激咳嗽反應——盡量排出體外。

雖然有很高比例的咳嗽病人會要求趕快鎮咳，畢竟晚上咳到不能睡會影響隔天上班、上學，然而多年來，我幾乎不開鎮咳藥給病人，而是在一天三至四次的藥包內給了足量的化痰與消腫藥物，至於額外包給病人的鎮咳藥包，則是讓病人半夜若咳嗽咳醒，嚴重影響睡眠時才加服的，否則能忍則忍，睡前也可準備裝有溫熱開水的保溫瓶在床邊備用——鎮咳藥雖然暫時讓病人不咳，卻讓痰滯留在氣管內繼續為患，幾個小時以後還有可能會讓咳嗽更嚴重。

我這樣做已經二十幾年了，我的病人幾乎都能痊癒，這些有乖乖聽醫囑、正常作息的病人，鮮少會看到什麼併發症或得住院。多年來的看診結果不斷強化我的信心，讓我堅信只有這樣做才是真正的幫助病人緩解咳嗽，而就算病情沒有太大改善，**嚴重咳嗽時讓痰液持續咳出氣管，反而不容易併發成肺炎**；此外，不鎮咳也能讓症狀的分析變容易，讓醫師能根據病情變化做適度的處方改變，這麼一來，咳嗽的治療反而簡單多了。

痊癒比止咳更重要

醫生很輕忽咳嗽，卻也很怕治咳，因為大家都不太懂咳嗽要怎麼治療，但病人卻認為醫師絕對懂，所以要求吃藥一定要有效，沒效就來責問、怪罪醫師。

請仔細想想，一般門診檢查靠的是醫師的「望、聞、問」加上聽診器的診斷來開處方，大部分病人並沒有做任何醫學檢測，所以治療咳嗽若要保證有效，最好的方法就是**「輕病重開」**，**藥開得強一點，效果自然好一點**——真要保證見效，加類固醇與強力鎮咳藥準沒錯，一天吃個三、四包，一連吃個幾天，不至於會有什麼明顯副作用。

總而言之，病人就是要看到效果，而醫生碰到因吃藥後沒效甚至病情惡化而抱怨、責難的病人，心情必定大受影響——這就是今天對抗藥物之所以被濫用的最大主因。然而事實上，一般人咳嗽了只要多休息、多保養，自己就會好的。

醫師最害怕的兩種咳嗽病人

(1)只吃兩三包藥，有效就停藥

不少病人的吃藥觀念其實不正確，只要一有效果，就認為自己已經有了抵抗力，於是立即停藥，認為自己可自行痊癒。這是一個緣木求魚的錯誤觀念，雖然短期內可能看不到問題的嚴重性，長期下來必定會對身體帶來危害與負擔。

咳嗽疾病本身皆有致病原因與感染病原體，身體原本就是一個微細小宇宙，可以在忍受許多健康問題與感染的同時，表面上仍是精神抖擻的活龍一條。舉例來說，一個人經常便祕，同時又患有高血壓，因此長期服用緩瀉劑與降血壓藥控制，表面上大致能保持每天的正常排泄與血壓穩定，但這種狀態真的稱得上是健康嗎？

很多人常常感覺卡痰、習慣性清喉嚨，血液BVPM超高倍活細胞顯像顯微鏡檢測也常可發現膽固醇、腸漏塊與各種雜質——黴菌與念珠菌就是這種血液中的常客，而黴漿菌又易趁亂興起、開始繁殖並釋出毒性物質——卻因為身體早已習慣這些慢性的健康問題而不以為意。這樣的身體一旦被感冒病毒感染，免疫壓力立即上升，就會讓血液中的寄生菌落迅速繁殖；這樣的病人通常會在感冒的一、兩天之內出現嚴重咳嗽，並在短期內將全家傳染殆盡。

真正的問題來了，這種人通常是家裡的長者，體力差、不愛吃藥，咳嗽嚴重時勉強吃個幾天藥，不咳就自作主張停藥。反覆發作後免疫力與體力變得大不如前，有朝一日遭逢流感，就可能併發肺炎、喘鳴及心搏過速，甚至因高血壓併發心臟衰竭、心肌梗塞與中風等等。

就算是身體健康的一般人，抱持著錯誤的心態服藥，一不小心也可能導致許多問題。表面上不咳了就繼續工作、上學，無法讓身體好好休息，不需幾天，大概多半就會有二次細菌感染的問題，如嚴重黃鼻涕、咳黃痰、發高燒等等，也就是鼻竇炎、支氣管炎甚至支氣管肺炎。

萬一很不幸「中獎」的是個藥罐子，反覆經常感染會導致免疫力愈來愈差，屆時還可能產生抗藥性。今日抗生素的抗藥性已愈來愈強，我畢業至今四十年，診所用藥尚無出現任何一種全新口服抗生素可用——對抗藥物的發明已至極限邊緣，醫者和病人真的都要有所改變了。

(2) 吃藥只求快速見效

這種病人服藥後只要沒有明顯療效，就會一直抱怨，並主導醫師該如何開藥；之後若仍沒效甚至產生其他併發症，便責罵醫師到底會不會看病。面對這種患者，如果聽得下去我對病情與病程的解釋，那就還可以溝通調整，否則依現行健保制度規劃，診所醫師把病人轉診至大醫院進一步就診，才是最好的辦法，一則有「大人」撐腰，二則耳根清靜，避免醫療糾紛。

每個人一定都要了解，門診看病憑的是醫師的醫療知識與經驗，多半沒有任何檢驗數據，加上感冒、咳嗽本身就有多變、難以捉摸的特性，與任何科別疾病一樣都不可能包醫（指一個醫師或醫療團隊包辦民眾的所有健康問題）。

近幾年醫療糾紛事件頻繁，就連很少關乎人命的耳鼻喉科也變得如臨大敵。畢竟有哪一位醫師不希望自己是醫宗聖手，診治的每個病人都能痊癒，不留一點痕跡？又有誰喜歡被抱怨醫術差？可是動不動就要告訴乃論，致使「防備性醫學」大夯，診所醫師很快就將病人轉診至大醫院，不需要的檢查毫無節制的執行，拚命的對抗療法就是不讓病人有半點痛苦以免挨告，到頭來當然是——醫院賺飽、醫師累垮、病人藥袋滿滿，有時連身上的器官也減少了呢！最後，臺灣人得到的就是東亞病夫的「美名」，雖然平均壽命高達八十歲以上，但我們究竟是健康的過活，還是被病魔折磨呢？

診間故事、

藥石罔效後，連腎臟都出了問題

一位年輕的警察因為反覆感冒而感染到肺炎，最後在加護病房用萬古黴素才撿回一命。然而很不幸的是，緊接而來的腎衰竭讓洗腎的夢魘接踵而至。

每次看到他蒼白憔悴的身形出現在診間，我心疼他工作的辛苦，亦感慨他這樣的境遇，幸好苦等數年後，他得到了換腎的機會，於手術成功後恢復了正常生活。換腎成功是一件好事，起碼不用星期一、三、五或二、四、六的往洗腎中心報到，只不過，往後這輩子，他都需要服用抗排斥藥物了。

會想要跟大家分享這名個案，是因為這背後隱藏著一個溫馨的故事：當這名警察知道自己腎衰竭需要洗腎，跌入人生最悲觀、低潮的期間，他的女朋友為了能就近照顧他，毅然決定嫁給他，我在門診聽到這個故事時，當場熱淚盈眶，這樣的真愛真的很令人動容啊！

自身抵抗力才是最佳防護罩

另外一件令人頭痛的事就是，感染科、小兒科、耳鼻喉科與呼吸胸腔科醫師，大概是最危險、最容易被病人感染的四科。請大家想想，所有感冒病毒——尤其是流感病毒、肺炎鏈球菌、MRSA（超級細菌、抗藥性金黃色葡萄球菌）、SARS，到今天的MERS（中東呼吸症候群冠狀病毒感染症）、伊波拉病毒等等，哪一個臨床表現不是喉嚨痛、咳嗽、發高燒、全身無力與肌肉痠痛？醫師要看病，就得讓病人張開嘴巴檢查喉嚨，病人又隨時會有嘔吐反應或咳嗽反射——多無奈，我們常常就是接觸到這些有疾病的病人後，下一個中獎的病人，這樣隨時冒著生命危險幫病人看病，個中辛酸誰能知？

然而，二〇一五年韓國MERS疫情就是最新的證明，MERS縱使有高達四十%的死亡率，也有六十%的感染者不會死亡，這是不是反應出這六十%的人是比較健康或年輕的族群呢？惟有重視整體健康，學習如何自我保養，方能大事化小、小事化無。整體健康指數高的健康人感染到任何疾病，都有優於別人的痊癒速度與比率——這便是我至今仍在診間勇敢看診的原動力，也因為如此，我才願意站出來呼籲全民重視整合醫學。希望整合醫學有朝一日能變成醫界主流，這樣不僅是全民之福，也是讓健保制度能長長久久的唯一辦法。

如何正確服藥？

初診病人來找我時，總是會問我咳嗽要治多久才會好？一般而言需要兩個星期，**咳嗽病人服藥後，大約需要兩、三天才會開始有較明顯效果，兩星期後才會完全恢復**。每次給出這個答案，告訴病人將有兩星期的藥物治療，要求務必回診持續治療時，病人一定都會不滿意，甚至還會產生質疑。

十幾年來，我特別注意病人服藥前後血液中黴漿菌的變化（一般來說，吃抗生素治療的病人，是在服藥前、服藥四天後、服藥八天後、服藥十二天後重複檢查病人的黴漿菌變化；至於服用保健品的病人，則是在服用前、一星期後、兩星期後甚至一個月之後檢查），並發現了黴漿菌與藥物或保健品互相消長的相連性——無論是用抗生素或其他任何能幫忙清除黴漿菌的生技產品，都能發現這個現象。

病人只要願意合作，照處方規定服藥（或保健品），並配合溫補食療、適當伸展運動、改善環境空氣品質與溼度，就能觀察到有趣的變化：

服藥後三、四天至一星期內，黴漿菌通常不會明顯減少，甚至因為感冒而有變多的趨勢；一星期至兩星期後複診的病人，就可以明顯發現咳嗽症狀改善，黴漿菌迅速消失，血液變得乾淨多了，雜質也變少了，紅血球恢復至飽滿圓潤的健康模樣。兩星期後至一個月回診的病人，就幾乎完全看不到黴漿菌了。我是一個不敢鎮咳的臨床醫師，但我的病人大多能在兩星期左右症狀完全消失，就是最佳的證明，不是嗎？

至於那些不合作的病人，吃藥就像偷懶的漁夫，三天打魚，兩天曬網，一不咳嗽便立即停藥，或是三天份的藥拖到一星期才吃完，這當然得不到預期的效果；更何況不好好吃藥者，通常也不會遵守飲食、作息與生活調整方面的醫囑，回診時就會抱怨藥物無效，希望醫師開更強、更有效的藥物。

此時，只要讓他們從BVPM超高倍活細胞顯像顯微鏡看看自己血液中的黴漿菌，就知道是自己未好好遵守醫囑的後果——血液中充斥著滿滿的黴漿菌，咳嗽當然難以痊癒了。幸好黴漿菌的藥物抗藥性並不多見，只要肯按時服藥，一、兩週後咳嗽的症狀自然能好轉，接下來要做的，就只是保健腸道、少接觸公共場合等等而已了。

我是一位幾乎不用鎮咳藥物治療咳嗽的醫師，一味鎮咳求速效雖能滿足醫病雙方的需求、暫時控制咳嗽，卻不是真正治癒咳嗽。有改善的病人可能是因為本身年輕、身體底子好，也可能是因為天氣回暖，咳嗽吃鎮咳藥就自我感覺痊癒了，但之後卻容易復發，甚至產生許多連帶副作用，這種情況在門診中屢見不鮮。

我給這種只求鎮咳的現象取了一個詞——**「假性咳嗽治療」**，也就是說，導致咳嗽的真正原因還在，只是被某種因子壓抑著，咳嗽的怒火有朝一日將會同時爆發，屆時就不好收拾了。面對這種情形，也只能對病人開玩笑，請他們不要那麼關照診所的生意，不斷苦口婆心的勸告，希望有人聽得進去。

黴漿菌與支氣管炎、肺炎

讓病情撲朔迷離的典型與非典型呼吸道感染

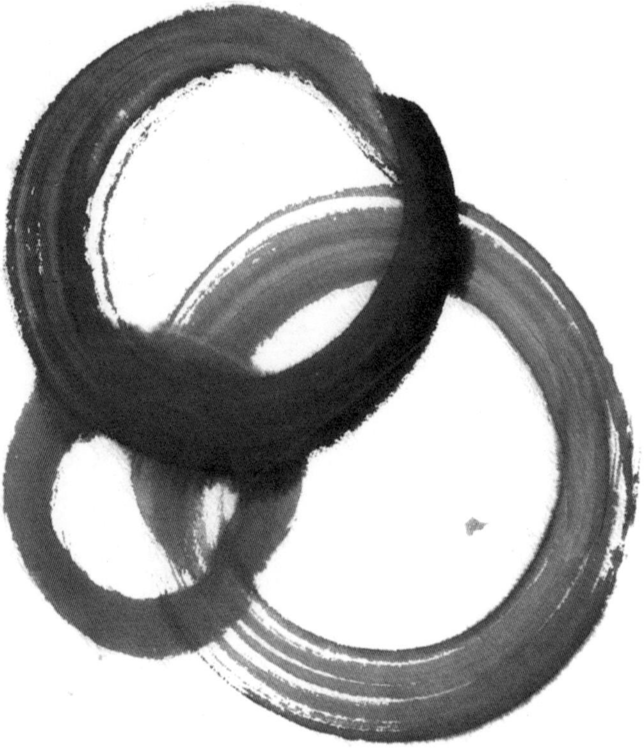

第一次學習「典型」、「非典型」時，覺得這詞兒文謅謅的，不太好懂。但從我的經驗看來，這種分法其實是依症狀嚴重性、快慢與輕重而定的，容易變嚴重、快速傳染與惡化的就是典型感染；而慢吞吞傳染的，症狀好像不怎麼厲害的就是非典型感染。

打個比方來說你可能就比較明白了：過敏性鼻炎與氣喘，我們很容易由字義明白這是什麼疾病，而皮膚科的「異位性皮膚炎」講白了就是慢性過敏皮膚病，但一般人卻很難從這個病名想到它跟過敏的關聯——醫學很容易自己搞神祕，讓病人聽了霧煞煞。

認識典型與非典型呼吸道感染

就算理論上能將疾病做出這樣的區分——好多疾病都有典型與非典型之分，全世界皆然，醫生也因此需要多背幾個單字——但事實上，「非典型」經常會伴隨「典型」一起感染、出現，尤其是黴漿菌，它們可是非典型感染的個中高手！然而，這樣的區分疾病，還是能幫助我們較容易診斷病情與治療，因此確實有其必要，這也是一個不爭的事實。

臨床上所見，長期但不影響體力、作息，又不需吃藥的咳嗽幾乎都是黴漿菌造成的，是最常見的非典型呼吸道感染疾病；至於一般典型支氣管炎甚至肺炎，幾乎都是細菌性感染，而且症狀都非常嚴重，病程易快速惡化。

雖然課本上將流感引起的肺炎歸類為非典型肺炎，我個人則認為，流感引起的肺炎，幾乎都是二次細菌性肺炎居多，應是典型肺炎最多的導火線——流感發高燒的病人之中，哪一個不是嚴重流膿鼻涕、咳嗽有黃痰？

只流鼻水、清咳的流感發燒病人，在臺灣這個乾濕、冷熱多變的海島可說是非常稀有的。

典型與非典型的雙重感染

典型與非典型感染常常會一起危害人體，不可輕忽。

醫學裡沒有恆論，只有病情事實，非典型感染經常是潛伏性的、長期性的，往往要在典型呼吸道感染之後幾天才會開始出現症狀，讓病情複雜化。

我也常看到病人原本就是非典型黴

典型與非典型呼吸道感染的差別

	典型	非典型
病況	嚴重（惡性）	不嚴重（良性）
傳染途徑	飛沫接觸傳染	飛沫接觸與空調汙染
症狀	易高燒不退 易有心肺功能症狀，易肺積水、肋膜積水 心跳加速、呼吸困難喘吁吁，有濃痰	易持續低燒≦38度 少有心肺功能症狀 乾咳、痰咳、疲倦症狀不嚴重但多變化 少見肋膜積水、肺積水
病程	病程短，快速惡化	病程漫長且不明顯 一般兩星期甚至達數月之久
常見致病因	肺炎鏈球菌 b型流行性感冒嗜血桿菌 克列伯氏肺炎桿菌	黴漿菌 披衣菌、退伍軍人症

漿菌感染，幾天後卻併發急性典型鏈球菌支氣管炎，臨床醫師必須分辨清楚，才可以幫助病人早日脫離苦海。

以往沒有抗生素的年代，很容易使得病人併發肺炎而失去生命，今日只要能仔細分析病情，配合細菌培養與各種常規檢測，如能加上ＢＶＰＭ超高倍活細胞顯像顯微鏡檢測黴漿菌，那就能雙重確認，診斷滿分了！典型與非典型，兩者關係密切，臨床上又一明一暗混淆視聽，我之前一直很納悶的疑問，也是在了解這些後才迎刃而解的。除非病人被很少見又有抗藥性的菌種感染，否則只要能判斷病情調整藥物，多數病人多可迅速恢復健康。

我在這裡特別提起典型與非典型，就是因為平常大家常常把兩者分得太清楚，因而忽略了疾病的相容性。在我的臨床所見當中，兩者互相影響的例子其實很常見。

舉例來說，夏季時典型呼吸道感染較嚴重，冬春兩季則是非典型呼吸道感染明顯增加，但常常是雙重感染加上大壓小的狀況，所謂大壓小指的就是主要感染掩蓋住次要感染的症狀——典型感染通常來得又急又快又嚴重，非典型感染則是慢慢來，既然不太嚴重，病人當然也不急著看病。

典型感染常是大家治療的重點，而非典型感染即便已染上好幾週甚至幾個月，卻因為症狀不嚴重導致病人能拖就拖，結果就是因為感染流感突然引發嚴重的典型細菌呼吸道感染，甚至引起肺炎、腦膜炎。在這種情形下經常會發現，即使用典型感染的ＳＯＰ治療流程，療效就是不好，為什麼呢？因為非典型感染在嚴重急性感染、免疫功能降低時，趁機擴張勢力——就像是弱勢團體被壓抑太久之後的反撲現象。因此絕不可小看雙重感染的問題，若沒有同時處理，再怎麼治療都難見痊癒。

許多輾轉至我診所的病人也是一樣的狀況，表面症狀根本就是典型支氣管炎或肺炎，但是怎麼治療就是不得痊癒，用了所有藥品後，咳嗽依然如故。

檢查這些受苦病人後一致發現，絕大部分病人除了典型急性呼吸道感染外，都伴隨有慢性黴漿菌的非典型感染問題。因此，當我同時加上對抗黴漿菌藥物、腸胃保健與營養補充之後，絕大部分病情就灰飛煙滅般的消失了——非典型感染常伴隨典型感染一起找人麻煩，是一體兩面的關係，不可不知。

診間故事、

讓人查不出病因的雙重感染

一位中年男子因發燒、喘咳、呼吸困難至醫學中心住院長達十七天，期間發現單側肺積水，經電腦斷層加病理切片確認並非癌症，使用抗生素加胸管引流治療後，燒退了、積水也成功引流出去，但出院後咳嗽依舊，體力也完全沒有恢復。

由於住院期間的所有感染原檢測皆呈陰性或是培養不出來——會有這樣的結果，我推測必然是剛發病上診所求診時已使用抗生素所致。結果，醫院也只能當成典型肺炎感染治療，直到男子出院，都查不出到底是何種病菌或病毒感染。

男子來我診所時，我透過ＢＶＰＭ超高倍活細胞顯像顯微鏡觀察到一大堆黴漿菌，經詳細解釋後，對症治療並要求他要從生活、飲食上保健養生。短短兩週即完全恢復，從原本臉色蒼白、憂心忡忡，恢復成紅潤、自信、元氣飽滿的樣子，這就是非典型感染因為輕型伴屬症狀而遭人忽視，結果被明顯典型感染重症掩蓋的病例。

在這種狀況下，只要加上一些非典型感染藥物，並搭配養生觀念，通常治療就可以使命必達了，只有極少數嚴重非典型病人需要轉診住院與隔離。只要能抓住重點，無論何種感染，醫師都將能得心應手，不致亂槍掃射，讓病人輕鬆脫離苦海，而從他們口中聽到的一句「謝謝」，就是我最好的信心針！

黴漿菌與關節痛有關!?

開啟我整合醫學之路的黴漿菌感染

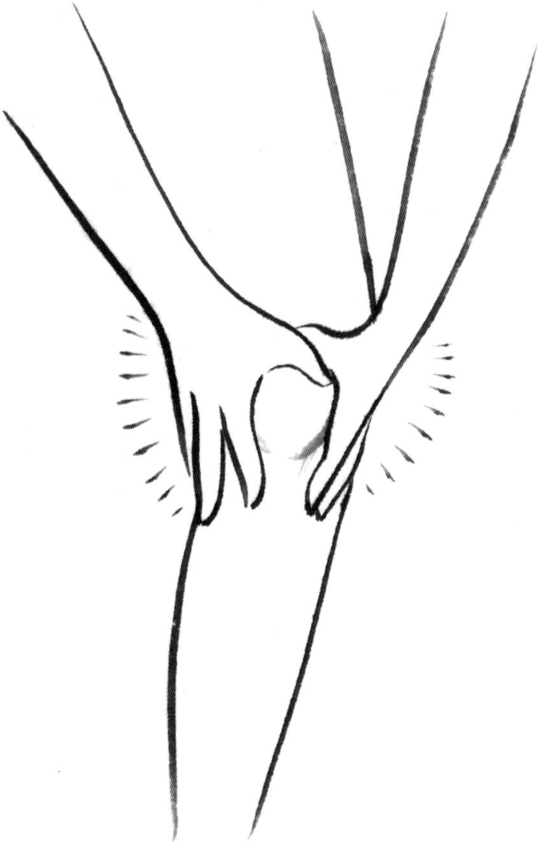

中老年後，很多人常會發現自己的膝蓋慢慢有點使不上勁，起初不會痛，看起似乎有點腫，膝蓋的兩側——尤其是靠近內側的地方——最腫，摸起來胖胖的。很多人第一時間會想到去買鈣片與葡萄糖胺補充一下，只是效果不彰；此時，如果你的膝蓋問題同時有包括以下幾種狀況，就得要換個角度思考，這很有可能是黴漿菌感染的問題：

- 中老年人，有因老化而出現的退化性關節炎。
- 關節紅腫疼痛，長期下來甚至變形扭曲。
- 吃任何藥物皆無顯著效果。

每一次看這類型的病人，我必定會詢問對方：「喉嚨會不會常常有一口痰卡著，經常要咳一、兩聲？」答案多半都是點頭的。若採血用BVPM超高倍活細胞顯像顯微鏡觀察這些病人的血液，常常會看到明顯的黴漿菌感染。如果只是一般門診病人，我會建議他們服用抗黴漿菌藥物，加上他們原有的保健品治療一段時間看看。肯合作的病人，兩、三週後幾乎都能明顯感受到膝蓋的力量恢復了；腫脹的外表則沒有這麼容易消退，需要耐心的按摩、熱敷，外加穿戴護膝，藉由血液、淋巴的循環來消腫。

然而，要達到膝蓋的完全治療可就不簡單了。實際的情況，就以我母親的親身痛苦經驗來說明吧！

難以治癒的關節炎

我的第一位關節炎病人，其實是家母。二十三年前，母親在一次流行性感冒過後的兩星期左右，開始發現自己手腳大小關節的遠端、近端全部紅腫、僵硬、疼痛。在所有的止痛消炎藥都無效後，我帶她到醫院的風溼科看診，診查結果是風溼退化性關節炎，除了止痛消炎藥外，還要再加服類固醇。

母親在無可奈何的情況下服用了一個半月左右，然而，關節的症狀只有稍微好轉，晨僵的情形仍相當明顯，體力、精神都非常不好，腸胃功能也變差了，不得已之下只好選擇停用類固醇。只是，類固醇一停用，膝蓋的症狀便立刻明顯加劇，短短幾天之內就變得無法下床，關節也開始變形扭曲，生活起居完全需要家人的幫忙，非常痛苦又無奈，即便一再回醫院看診，仍舊沒有絲毫改善。

關節炎斷根有望

在百般無助之下，我突然間靈光一閃，決定到書店看看，把所有和關節炎有關的健康書籍全部都買回來，想找找看有沒有另類的思考或治療方法——終於，我在醫學博士約翰・B・歐文（John B. Irwin）的《關節炎斷根療法》中找到了一線曙光。

書中提到關節炎與感染之間的關係——此觀念原是由湯瑪斯・M・布朗博士（Thomas M. Brown）所提出。該書提醒大家，在對關節炎的治療感到絕望以前，一定要先想到您的**關節痛可能是感染——而且是黴漿菌感染**，而最有效的藥就是四環素類（Tetracycline）的抗生素；達到滿意的療效後，接下來僅需每日（甚至三日）服用一次即可，此外，也建議病況嚴重的病人需要連續服用四個月到兩年的時間。

對我來說，這雖然是個好消息，但內心還是有相當多懷疑：四環素類不是黴漿菌支氣管炎病人經常使用的藥物嗎？黴漿菌真的會引起這麼嚴重的關節炎嗎？由於沒有相關經驗，要將這種藥物使用在自己母親身上，內心真的十分忐忑不安。但我仍徵詢了母親的意願，一直忍受著極度痛苦的她自然願意一試，我們母子倆心中都認為這是最後一搏了。

在那一刻，心中浮起從小與母親互相依靠的種種情景。我們很早就失去父親，家母一個人扛起全家，吃了很多苦頭，把所有好的東西都留給三個孩子，讓我們順利的成長茁壯。她身上的病痛都是為我們操勞而起的，若病情無法好轉，將是我一生心中最大的遺憾。

幸好，當我還在感慨之際，僅僅服用三天藥物的關節腫痛竟迅速消散，精神也大幅提升，連晨僵現象也幾乎消失，甚至可以自行下床梳洗！被病魔折磨得愁容滿面的母親，終於又找回昔日的笑容！

而我也因為解決了這突如其來、讓人束手無策的關節炎，從原本恨自己是個連母親病痛都治不好的無能醫師，再度找回動力，整個人充滿了衝勁。從此以後，坊間的書局裡就常常見到我的蹤跡了，只要有關於健康自然的書籍，寫得易懂又精彩的，幾乎都會出現在我的書架上，有空閒就翻閱研讀，好用的就納入自己腦袋裡的清單。

從這次的經歷，我深刻的體認到——**醫療必須有整體觀**，醫師的知識愈是全方位，就愈有痊癒疑難雜症的機會。此時，我心中已播下了整合醫學的種子，只是，真正的全心投入這個領域，則又是七年之後的事了。

問診故事、、

成功黴漿菌治療，避開了人工膝關節手術

說到黴漿菌與關節炎的關係，十五年前的一個病例最讓我得意：

這位女性患者來找我看診時，已安排好要在一星期後接受人工膝關節手術，但我從血液檢查中看到嚴重的黴漿菌感染，於是詢問她能否先給我一個月的時間治療，暫時取消關節手術。

病人當時的體力非常虛弱，關節也十分腫痛，她對如此大的手術相當恐懼，因此欣然接受了我的建議。

除了使用對抗黴漿菌的抗生素治療之外，我先以整合醫療來調理她的身體狀況：原來已服用的維骨力繼續使用，止痛消炎藥則只在痛得受不了時服用一次，再加上修復整體健康的保健品，包括維生素B、維生素C、亞麻仁油、鎂鈣補充品、分離式乳

清蛋白等（每日服用）；另外再每星期施打一次胺基酸加上 α-Lipoic acid、N - 乙醯基半胱氨酸與穀胱甘肽等抗氧化劑，幫助病人修復。

其中，α-Lipoic acid 可以進入細胞內清除自由基，避免細胞核內氧化與細胞老化。穀胱甘肽是人體可以自行合成的抗氧化劑，能防止各種自由基與重金屬對人體細胞的傷害。N - 乙醯基半胱氨酸是強而有力的抗氧化劑，可增強免疫系統，加強營養素運送到血液白血球與嗜菌體，還能劈開二硫化碳鍵，讓黏蛋白分裂然後稀釋，達到肺部祛痰的效果，是目前最好用的咳嗽化痰藥，也是抽菸者不可多得的保養藥物；它甚至是很好的重金屬螯合劑，可清除體內的汞、鉛與砷。

一個月後，這位拄著拐杖的病人奇蹟似的開始恢復健康，不再需要拐杖了！看到她帶著驚喜與自信，不再需要家人攙扶，輕鬆走上診所二樓的檢查室，我發現我比患者本身更感恩，彷彿眼眶裡進了沙子。能有這樣的成果，當醫生當然超有成就感——六個月後，她竟然還到中國長城旅遊，而且全程步行！

真的很感激這位病人，願意相信我這個剛踏入整合醫學的菜鳥，因為她，我開始對醫學充滿自信與熱情。

真的很希望能將黴漿菌檢查放入大醫院的制式檢查清單中，最好是使用BVPM超高倍活細胞顯像顯微鏡檢測，這樣最準確，因為僅抽血檢測「肺炎黴漿菌抗體 IgG」常會有陰性報告出現，檢查結果不夠準確，這一點要格外留意。

修復整體健康才是根治關節炎的上策

基於怕麻煩、怕多花錢的心態，大部分病人會選擇繼續吃止痛消炎藥，而不再回診，頂多再搭配服用葡萄糖胺與鈣。請仔細想想，病情的恢復與惡化一樣都需要時間，已經病了兩、三年，甚至十年以上的關節炎，怎麼可能只吃一週的抗生素便痊癒？

就算有耐心撐到第二、三週，看到療效，部分病患會開始有別的顧慮，例如擔心抗生素會影響免疫力與腸胃健康，所以寧願回頭吃止痛消炎藥——**其實更加傷肝、傷胃，還會干擾免疫！**這些藥雖然看似效果立見，讓人可以繼續過日子，卻幾乎要長期使用停不下來——和慢性病處方箋一樣是長期服藥的不歸路啊！大家有想過未來會變怎樣嗎？

經濟充裕的病人，可能會自費進行所謂的血小板豐富生長因子血清（PRP）或玻尿酸等等的關節腔注射治療，這些療程當然有一定的成效，但終究治標不治本，若不解決真正的致病因，不做營養、抗老化的整體醫學，不調理脊椎並時時保持正確姿勢，筋骨沒有適當拉開，運動不足致使肌肉不夠強壯，反覆注射這些昂貴針劑，不過只是延緩接受關節手術的時間而已。

整合醫學關注「全人」的健康

儘管如此，每當我對飽受關節變形所苦的病人提出黴漿菌的論點時，換來的仍是一臉的狐疑與不信——畢竟我是耳鼻喉科醫師，風溼關節科非我專業，他們是來找我是看感冒的，對我的建議自然有諸多的疑慮。

不過，仍經常有細心的病人發現，在服用我開立的感冒處方期間，關節竟然變得比較不腫痛，這也開啟了他們步入我整合醫學全人調整的契機。截至目前為止，只要肯接受我的整合治療方法，在臨床服藥與調理期間絕大多數都會有明顯的進步，尤其再加上脊椎矯正、各種復建按摩，熱療與整合營養保健時，在修復發炎受傷的關節的效果上更是顯著。

你可能會問：「有必要這麼麻煩嗎？」就我的臨床觀察來看，慢性關節炎病人的整體健康往往十分低落，加上身體虛弱，營養素不足、運動量太少，這些因素環環相扣，形成一個惡性循環，光靠症狀控制，虛弱的身體難以改善，最後只能開一刀，換個人工關節，在病床上休養一個月，期盼自己能恢復健康。

然而，情況若真能這麼單純，那也就罷了！

現今「保險醫學」最大的問題，就是沒有顧到修復，以及補充失去的部分，這些畢竟要多花自己的錢（非健保補助的檢查、療法與保健食品），又看不到立即效果，因此往往只有極少數病人願意接受整合醫學的調理。目前的主流醫學——也就是健保醫學，著重於疾病的診斷、治療和緩解症狀，即使是做全身健康檢查，也只是在尋找目前可能存在的疾病——尤其是大家最害怕的癌症，試圖早期發現並確立診斷。大家似乎還沒注意到，應將重點放在「治未病」而不是「找初病」，讓疾病不會發生才對吧！

當然了，整合醫學也需要治療疾病，但更重視防範疾病的發生，它接受所有能夠幫助病人治療疾病的方法，故其領域浩瀚無窮，當醫師的我需要謙虛，不斷的學習才能窺得其中奧妙之一二。十多年來，我參加過許多非主流醫學領域的演講，如自然醫學、針灸中醫藥學、能量醫學、脊椎矯正課程、生技產品發表會等等，經常看到許多白髮蒼蒼的知名醫學院院長、教授們在臺下認真聽課，這種孜孜不倦的好學精神能不令人感佩嗎？

平常我們看病吃藥或者是住院、手術等等治療，大小醫院裡皆是採用刻板的流程——主要針對身體疾病本身的治療，整合醫學則包含身、心、靈的全人調整，除了疾病的治療外，會加上營養學上的修復和正常生活作息調理，讓身體創傷盡量恢復至原本的正常標準，病者的內心才能真正平靜放心，就是所謂心的治療。

此外，整合醫學也會注意病人的情緒調整，利用各種量子分析儀器發現病人的情緒狀態是否存在著悲觀、衝動、迷惑等，除了鼓勵及心理諮商外，要幫助病人走出陰霾，一定需要家人的支持，營造一個溫馨的環境，鼓勵病人多參與運動、康樂團體和利他團體，如各種公園早操會、宗教團體、志工團體等，幫助病人打開心靈，早日恢復正面、進取、活潑、開朗，達到完整的身心靈治療。

臺灣的健康保險是主流診斷治療醫學，如能加上預防保健、營養醫學等等整合醫學的觀念，花時間與經費教育全民自我養生之道，必將如虎添翼，健保的財務黑洞也能迎刃而解，如此才能真正成為全世界最好的健康保險。

去病小知識

整合醫學的全人調整

這是身、心、靈三合一的全人治療，讓三者的力量相輔相成，譬如：針對原有的病痛給予適當治療並盡早停用所有的藥物；利用各種功能性醫學檢測找出自己生理代謝的缺失；利用各種營養素補充來修正不足；矯正脊椎、端正姿勢讓大腦的命令得以下達肢端，讓身體各種訊號能立即回報大腦，身體行動輕鬆自如，加上自律神經的平衡穩定，如此持之以恆，想要生病就很難了。

用西醫的方法治病，先保住身體，再加上整合醫學修復損傷，讓心靈獲得真正的平安。病人經治療後得到改善，自然會對醫師產生信心，此刻稍微點醒病人保健的重要性，就容易得到回應。

黴漿菌還可能造成哪些危害？

黴漿菌可做為整體健康的指標

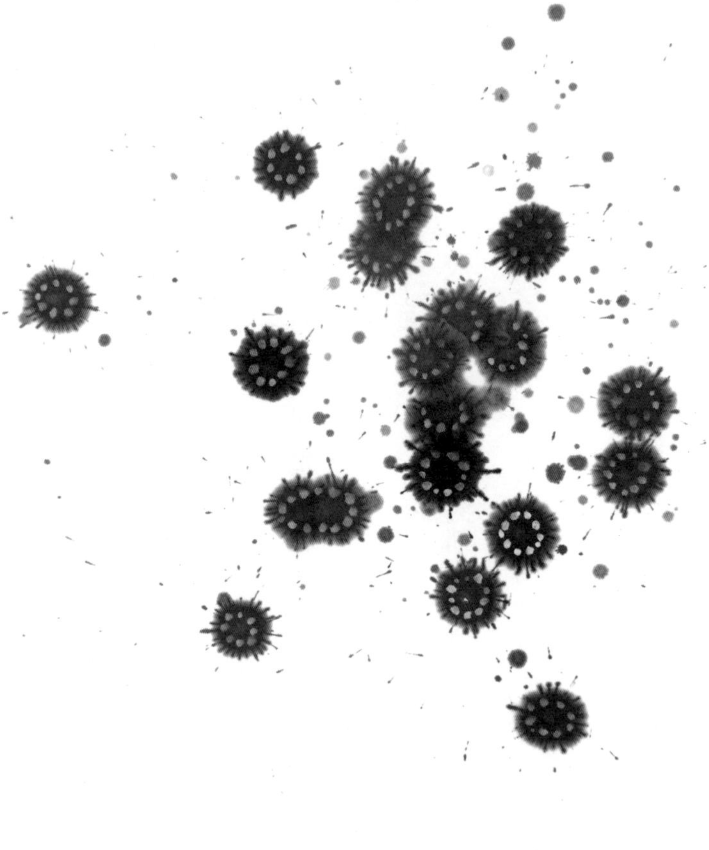

黴漿菌常是各種疾病的幫凶，一般人在醫病時往往只專注於嚴懲主凶，而忘了旁邊的跟班其實也滿壞的，照樣有能力蠶食鯨吞我們的健康——更厲害的是，黴漿菌總讓人除了主疾病問題外，完全感受不到它在背後推波助瀾。

藉由BVPM超高倍活細胞顯像顯微鏡看到黴漿菌，我發現到黴漿菌不只與咳嗽有莫大的關聯，**其他各種急慢性疾病與老化其實也與之有關，呈現著相加關係**，這樣一個小小的黴漿菌，竟可與我們的整體健康息息相關，這一點著實讓我訝異不已。

如同先前所提，黴漿菌好比天上的烏雲，幾朵飄在空中並沒有太大的影響，然而一旦烏雲罩頂，那可一定要下大雨、颳強風了——你的健康一定會出現許多問題。因此，黴漿菌可以當成一個健康指標，用以推斷病人的整體健康出了哪些問題、該如何因應，這個指標多年來屢試不爽，也不斷增強我對整合醫學的信賴與成功治療率。

從臨床經驗中，我發現黴漿菌與整體健康共有五大重點關係：

症狀1〉原因不明的體力下降

若您發現自己最近變得比較累、注意力不易集中，卻無任何不舒服的症狀，即使補充維生素、刻意攝取較多食物、看了許多次醫生都未見效果，而且睡再久醒來還是累……此時若所有檢查都沒有問題（或與之前體力正常時沒有任何變化），那就該考慮是否被黴漿菌侵入了。

黴漿菌導致的慢性疲勞

感染黴漿菌初期，體力、元氣還撐得住時，較明顯的變化是一直覺得疲憊，想睡覺，所以會動不動就打瞌睡。然而，就算刻意補充睡眠，體力仍然難以恢復，此時部分病人會發現呼吸有點喘，運動時提不起勁，慢跑很容易喘……體力與耐力明顯變差，一點衝勁都沒有。最後，連消化機能都開始受到影響，一般都會表現出虛症，例如：食欲變差、常常腹脹、腹瀉（如果有便祕的情形，一般多是病患長期吃太少，蠕動不好所致）。至於病人的外觀，則顯得無精打采、臉色黯沉，並常有黑眼圈出現，頭部很容易發汗，夏天更是經常汗流浹背——完全就是一副好累的陽虛外表。

曾有位病人用四個字來形容這種情形：「身心俱疲。」真的是再貼切不過了，通常不論是用什麼方法清除體內黴漿菌，病人的精神體力都會迅速歸位——要注意，若選擇用抗生素治療，一定要記得健胃整腸，做好養生。

我通常會建議這些已經「身心俱疲」的病人不要使用抗生素，這畢竟只能收到暫時之效，因為病人的身體環境仍適合黴漿菌生存，它們依然在體內蠢蠢欲動；改變生活和飲食，讓身體成為不適合黴漿菌生存的環境，才是最重要的。用養生法絕對比用抗生素有意義多了，多年來這樣做下來，病人的回診率大大降低，滿意度也增加了，唯一的缺點就是——診所的業績下降，哈哈！

人類慢性疲憊的原因絕對有千百種以上，但很有可能是一種或多種營養素長期的缺乏所致——坊間許多書籍都不斷強調這點。人們長期超負荷的工作與學習，飲食上不加選擇且偏愛寒涼甜食，導致腸胃道發炎、營養素吸收不良、血液中汙濁雜質多、壞膽固醇升高，容易引起各種慢性發炎，最後，身體就會承受不住。另一方面，體內的各種荷爾蒙、酵素酶類也容易因此降低——從中樞到末梢生理活動全面減少，導致發炎物質和廢棄物增加，體力首當其衝的開始下降，人自然會減少各種活動，致使免疫力降低，各種感染接踵而至；接著，抗壓力也會跟著變差，進而引發各種憂鬱與負面情緒。

當然了，上述情形絕大多數是中老年人的專利，畢竟沒有恣意消耗個一、二十年，怎會把身體弄到這個地步？小孩與年輕人的慢性疲勞則非常少見，臨床上看到的大多是五十歲上下、退休前後的患者，明明年紀還不到那麼老，但疲累感已非常嚴重，遍尋不著原因後，自然就會來看醫師了。

至於更為年長者，其實也少見有慢性疲勞的狀況，畢竟老人家本來就體力差、容易累，情緒低落也是必然——原因可能來自於失落感、孤獨感與無力感造成的體力衰退、身體機能降低。我比較建議他們出門交朋友，聊聊天、散散步，或是去做志工，多補充各種食物營養素，透過飲食、生活習慣來改善健康，才是真正的治療，千萬不要消化不好就吃胃乳片、喉嚨乾就吃消炎片、頸部僵硬就去吃鬆弛劑。老人家如果能夠獲得家庭的陪伴與照顧，溫暖老人心，這一群老人家其實是很少需要來看病的。

治標不治本下的惡性循環

遭受這種痛苦又來找我診治的病人當中，就屬我的老病患與他們介紹的親友為大宗了，即便如此，肯乖乖聽醫囑的畢竟還是少數——活力突然間迅速下降，我卻告訴他們是黴漿菌感染，相信任何人聽了都會感到有些疑慮。其實，只要調整好飲食，再根據檢測報告補充增強免疫活力因子、腸胃健康的保健品，以及各種各樣缺乏的抗氧化劑，就可以迅速恢復了。

然而，這樣的處置方法很容易被病人誤以為我在斂財，不開抗生素，卻開一堆營養補充品，外加一堆麻煩事——好吃的加工食品不准吃，還要走路、爬山、運動、拉筋，什麼棉被、枕頭、窗簾、地毯要常常清洗並曬太陽……已經這麼疲累了，還要做這麼多事！

我甚至常被病人逼著開抗生素，畢竟大家早已習慣吃藥治病，便宜、簡單又看得到效果——只可惜效果難以持續，又容易復發。整體健康沒有提升，自然很容易再度感染黴漿菌，所以病人往往會三不五時的回來報到，讓我的診所候診室不致「門可羅雀」。

症狀2〉加速老化

來我診所的病患當中，有不少人外貌看起來比同年齡的人蒼老許多，臉色差、身形憔悴，甚至有嚴重的熊貓眼，他們對自己的健康狀態雖然不滿，卻總是遍尋不到解答。雖然這個族群肯定會有其他的健康問題，但他們的血液裡，經常都可觀察到為數龐大的黴漿菌感染。除此之外，此族群的人很可能同時是伴有體重、血壓，以及血糖過高或過低等問題，營養素攝取不均衡，飲食上則多偏寒、涼、甜，愛吃精製澱粉如白米飯與麵包，漸漸打造出黴漿菌喜歡的陰、溼、虛生理環境。

雖然人體的耐受性很高，受黴漿菌感染者暫時顯現不出什麼呼吸道症狀，但大量黴漿菌在體內繁衍、活動，會不斷地消耗掉身體的養分，並製造出毒素——難怪這些人的外表比同年齡的人蒼老許多。

因為除了疲累之外沒有明顯症狀，醫病雙方多半不會想到是黴漿菌感染，所以剛開始時一定會從營養補充與運動養生為主，藉由攝取和製造能量來解決這個原因不明的問題。雖然這的確是正確的處置法，但想解決黴漿菌一定要全面出擊，**環境、飲食屬性種類、腸胃保健與戶外休閒缺一不可**，否則，雖有一部分人（尤其是年輕人）能恢復，但仍會反覆發生；至於老年病患，找不出真正的原因去對症治療，又沒有足夠的體力與之對抗，長期慢性發炎的結果就是更容易加速老化了。

黴漿菌就像寄生菌，會破壞宿主的結構，加速腐壞過程。大家有看過椴木香菇或樟樹靈芝吧？沒養過菇菌的木頭原本堅硬沉重、木紋漂亮，但長過菇的木頭很快就會腐爛殆盡了；健康的人本應精神飽滿、體力充沛、食欲佳、睡眠品質良好，但若長期遭黴漿菌感染，就會變得有氣無力，這是因為黴漿菌住在紅血球內，將其吃乾抹淨，損耗掉人體一部分的生命能量，導致能量浪費、體力不濟，在體內引發一連串負面的連鎖反應——每餐攝取大量高營養、高能量食物的人，才有機會撐過黴漿菌在人體內活動所造成的生理損失，然而，如此長期下來，對整體健康真的好嗎？

這當中又以七十歲以上的老年病人更應該特別注意！在臺灣，不拿慢性病處方箋的老年人真的很少，當他們遭受黴漿菌感染卻不自知時，經常會因為血壓持續飆高、血糖與膽固醇壓不下來、虛弱頭昏甚至眩暈等原因，不斷地回診治療，可惜的是，他們往往只是領取了更多種類的降血壓藥、降血脂藥與降血糖藥而已（好一點的情形是，藥袋裡還會多出一、兩種增加血液循環的銀杏藥與維生素B_{12}）。血壓、血脂、血糖雖控制住了，但病患仍然臉色黯沉，體力依舊持續下滑，然後開始擔心：每天吃這麼多長期處方箋有沒有副作用？為何身體卻愈來愈不舒服、愈來愈累？

如果能發現老人家有黴漿菌感染並加以治療，便可望減少他們的慢性病用藥劑量以及種類，原本每天要服用五、六種藥物者，經常可在治好黴漿菌感染後減少至服用一、兩種已便足夠。甚至還有幾位病人告訴我，在忌口寒涼甜食，平衡營養素攝取之後，就不用再吃三高相關的慢性病藥物了！

當人的年壽已長，對於生活的基本要求其實反而變得很簡單，那就是保持樂活、健康，並且開開心心的，既有體力含飴弄孫，又有能力從事運動、旅遊或參與公益，這將是多麼美好的晚年生活啊！

症狀3〉淺眠——甚至失眠

許多有睡眠障礙的人會選擇吃安眠藥，但多數人很快就會發現一大堆副作用，例如各種負面情緒湧上心頭、頭昏頭重、專注力變差……當然，最後人際關係一定也會轉壞。這些副作用雖然讓人對安眠藥卻步，然而，當失眠的狀況一再拖長，還是會迫使人們不得不妥協。

治療黴漿菌是我調理失眠患者的重要清單之一，好多失眠患者在清除體內的黴漿菌後，會發現睡眠的品質與時間皆迅速恢復正常。我早年也有過這個經驗，治好感冒咳嗽後，睡眠品質竟然連帶著變好；甚至有幾次我沒有任何咳嗽症狀，但已有數日睡不好覺，所以試著用黴漿菌抗生素測試看看，竟然屢試不爽，兩、三天後就恢復正常睡眠了。

當時，我還不知道個中原由，又沒有任何儀器佐證，只能將這個疑惑藏在心裡多年。直到踏入整合醫學領域後才知道——這一切竟然都跟黴漿菌有關。

不過，為什麼治好了黴漿菌感染，睡眠品質也會連帶變好呢？這是因為失眠本就是虛，無論是陰虛或陽虛，長期虛弱都會讓一個人容易心煩、心悸，凡事懦弱不果決，情緒壓力一來，便容易有多夢、難入睡等睡眠障礙相關症狀。若是這種情況導致的睡眠障礙，只要從清除黴漿菌著手，情況都會大為改善。

再者，這類病人的整合醫學身心靈檢查報告幾乎都指向兩大問題：**營養素缺乏與腸胃健康亮紅燈**。這種情形會讓病人的體質虛弱又陰溼，正是黴漿菌最喜歡的生理環境。

雖然不是每個人都能負擔保健品，但在理想狀況下，我會建議病人用坊間藥局和有機商店販售的各種合法產品（有無毒檢測的證明，主要功能訴求為能增強免疫力與所有腸胃機能的保健品），來打造不適合黴漿菌生存的身體環境，同時囑咐病人嚴禁寒、涼、甜與精製澱粉（白米、麵粉、太白粉等），多煮味噌湯養胃，多用有機醬油，吃一點辛香料與酸醋類行氣活血，同時利用中醫補中益氣、安神醒腦。一旦偷吃人體營養的黴漿菌被清除，病人恢復全面營養供應，精氣神跟著迅速改善，保持這樣子的生活，很快就能忘了什麼是睡不著！

因此，我一定會幫失眠病人檢查有無黴漿菌感染，也一定要求病人保持營養素充足、維持身體溫暖，並且養成戶外運動、定期休閒放鬆的習慣。當然，其他該檢查的身心靈項目與該調

去病小知識

身心靈檢查項目

失眠患者在自律神經檢測後，常可發現有明顯的自律神經不平衡，量子檢測也能發現明顯的憂慮與緊張現象，此外，能量氣場檢測也經常偏離正常值，呈現較為極端的報告。短期的失眠通常來自於突發性的壓力，長期的失眠則是長期疲憊、失望、悲傷造成的思慮過度、身心俱疲的衰弱表現。

以上三種檢測可以當做調理是否成功的依據，並藉此分析找出病人的真正失眠原因，是不可多得的好幫手。

整的生活習慣仍然要進行，畢竟失眠哪有這麼簡單——除了黴漿菌感染，往往也伴隨著全面身心靈受損等大問題。

症狀4〉關節疼痛

關節炎是老年人常見的病痛，會造成全身上下的關節水腫、疼痛、僵硬甚至變形，最終導致病人行動不便；有些人甚至將關節炎視為伴隨老化而來的必然現象。現今的關節炎治療頂多只能透過藥物、運動或減重做到症狀控制（減少疼痛並延緩惡化），卻無法完全根除這個使病人痛苦不堪的疾病。

我在前一章提過，家母多年前曾因無法治癒的關節炎飽受折磨，止痛消炎藥和類固醇只能控制病情，還有精神、體力變差的副作用；而一旦停止服用類固醇，症狀往往立刻加劇。當時的我便是從黴漿菌和關節炎的關聯中看到治療契機，進而讓家母得以擺脫惱人的關節炎。

發現自己罹患關節炎時，千萬不要急著接受手術或感到絕望——**你的關節炎很可能是黴漿菌感染所致！**這同時也是在感冒咳嗽的關節炎患者身上經常可觀察到的現象。一旦透過BVPM超高倍活細胞顯像顯微鏡活血檢測確認感染，便可利用抗黴漿菌抗生素加以治療，輔以整合醫學做整體的調理，通常都能見到令人滿意的改善，徹底擺脫止痛消炎藥和類固醇的副作用（參見二百五十三頁）。

症狀5〉後天過敏、氣喘病症

後天的過敏、氣喘等病症，幾乎都是各種慢性呼吸道感染所造成的——尤其是黴漿菌感染。黴漿菌少聲微息的造成呼吸道黏膜腫脹、管徑狹窄與分泌物的增加，如再加上一個急性呼吸道感染，就可能讓原本已腫脹的內膜發生阻塞，導致缺氧，進而引發氣喘症狀。此外，因為是慢性感染，人長期氣血虛弱，腸胃功能與體能耐力通常不好，氣喘發作的前後，容易伴隨著感冒與感染發生。

我在國泰醫院實習時，臺大林吉崇教授當時就已經教導我們，**不要隨便把咳嗽當氣喘看**，一定要仔細找出原因，才能真正解決問題。有其他任何呼吸道的問題，都要先解決，加上注重養生保健，如此一來，「氣喘」的症狀往往就會消失了。

不到最後，最好不要隨便做出氣喘這個診斷，如果此時一般治療沒效而病人又不斷回診，開業醫師勢必只剩兩條路可走。

⑴讓病人使用類固醇（噴、吃、打）、抗組織胺，再加各種支氣管擴張製劑，做有效的治療。

⑵天天使用白三烯素接受器拮抗劑，阻斷白三烯素引起的呼吸道發炎現象。

然而，這些做法只是控制病情和症狀，製造出痊癒的假象而已，病人未來將面對的，不只是感染造成的病根不受控，還要擔心使用類固醇可能造成免疫不全症——這樣只求一時的心安，真的是最佳對策嗎？

當開業醫師看到第一手的過敏氣喘病人時，他們打噴嚏、鼻塞、流鼻水或喘個不停，的確很不舒服，若只是用上述方法短暫舒解症狀那倒還好，千萬不要當成完全治療的利器——醫病雙方都要停、看、聽，尤其是醫師，一定要謹慎診斷。其實，單純過敏性鼻炎的病人，一般症狀比較不嚴重，也沒有急迫性，何必每天吃長效抗組織胺或噴類固醇噴劑去壓抑呢？（關於氣喘和過敏將於〈過於輕率的過敏性咳嗽與氣喘診斷〉一章詳述）

這類症狀通常是接觸到急慢性過敏原所引起的，但深究背後原因，主要還是五臟六腑氣虛衰弱所致，一般與黴漿菌關係較小，想要治癒過敏性鼻炎，送你八字口訣——**「保持溫暖，補中益氣」**，長期堅持下去，自然就能遠離過敏。此外，詳細的急、慢性過敏原檢測仍然非常重要，這類檢測主要功用是在確定身體的過敏原，如此一來便可知己知彼，在調理期間避免再接觸過敏原，加速痊癒。

然而，氣喘病人就不一樣了！我多年臨床看到的氣喘病人，雖然過敏原引發氣喘這個原因非常重要，但似乎都跟感染有一些關係，而感染原對病人來說究竟是主要過敏原還是幫凶，則因兩者之間錯綜複雜的關係而難以釐清。

當中最重要的一點是，真正的氣喘病人在我門診的比率其實非常小，每個月幾乎都少於兩、三位，完全不像各種官方網站所統計的那麼高。當遇到咳嗽很喘的病人，便可以發現除了氣管有喘鳴聲之外，整個人也顯得較虛弱，還經常伴隨有黏稠痰液的感染現象——由此可見單純氣喘的病人真的很少。

這些主訴有點喘的病人，只要在症狀治療外加抗黴漿菌藥物，幾乎都會迅速止喘，很少需要使用到類固醇，當然，我都不忘再開一些維生素與益生菌給病人。這樣做的治療結果很不錯，病人往往能在幾天內停止喘咳，並在一、兩星期內痊癒；懂得從整體的健康下手調理，病患大多鮮少有機會再復發。

因此，每當遇到一味的要求控制症狀，只想領氣管吸入劑、鼻噴劑，甚至要求打一針的過敏、氣喘病人，我都會盡量解釋居家自我照顧、補中益氣與腸胃保健的重要性，叮囑他們留意十大慢性食物過敏原（牛奶、蛋、黃豆、小麥麩質、蝦、螃蟹、貝類、花生、玉米、鳳梨）與塵蟎、黴菌、昆蟲及動物毛髮等汙染空氣的源頭，務必要盡量減少攝取及清除乾淨。

由於在自我照護上只有少數病患願意接受整合醫學的詳細檢測，我這樣限制一大堆食物、要求改善起居環境都只能算是亂槍打鳥，希望能增加抓到「鳥」的機會；雖然病人的確經常因此抱怨，但這卻是較安全且治本的做法。依賴強效藥物、吸入劑與針劑，往往會踏上生病的不歸路：容易反覆過敏、氣喘發作，長期累積下來也容易伴隨各種感染，引發支氣管肺炎與各種不可逆的併發症如肺氣腫、支氣管擴張症、肺纖維化等等，相當不好。

我自認自己的醫學知識與臨床經驗還有待累積，遇到療效不佳與嚴重呼吸窘迫的病人，一定會轉診至大醫院做進一步檢測與治療——真的很希望醫院能找出更多的疾病真相。

一般來說，只有在出現以下兩種情形，我才會將病人轉至區域醫院以上的醫院。一種是嚴重到幾乎缺氧、窒息的氣喘病人，他們確實有需要到呼吸加護病房密切治療與檢查；至於另外一種，則是大驚小怪的病人與家屬，這些人根本聽不進任何醫囑，一心只求立刻緩解症狀，還要保證有效，面對這種情形，我相信所有開業醫師都會選擇轉診至大醫院吧！

綜合來說，黴漿菌與生命健康的關係就是讓我們衰、病、老，只要能打造並保持一個不適合黴漿菌生存的身體環境，身體便能少受一點摧殘，能這樣子生活，必然會比較幸福。

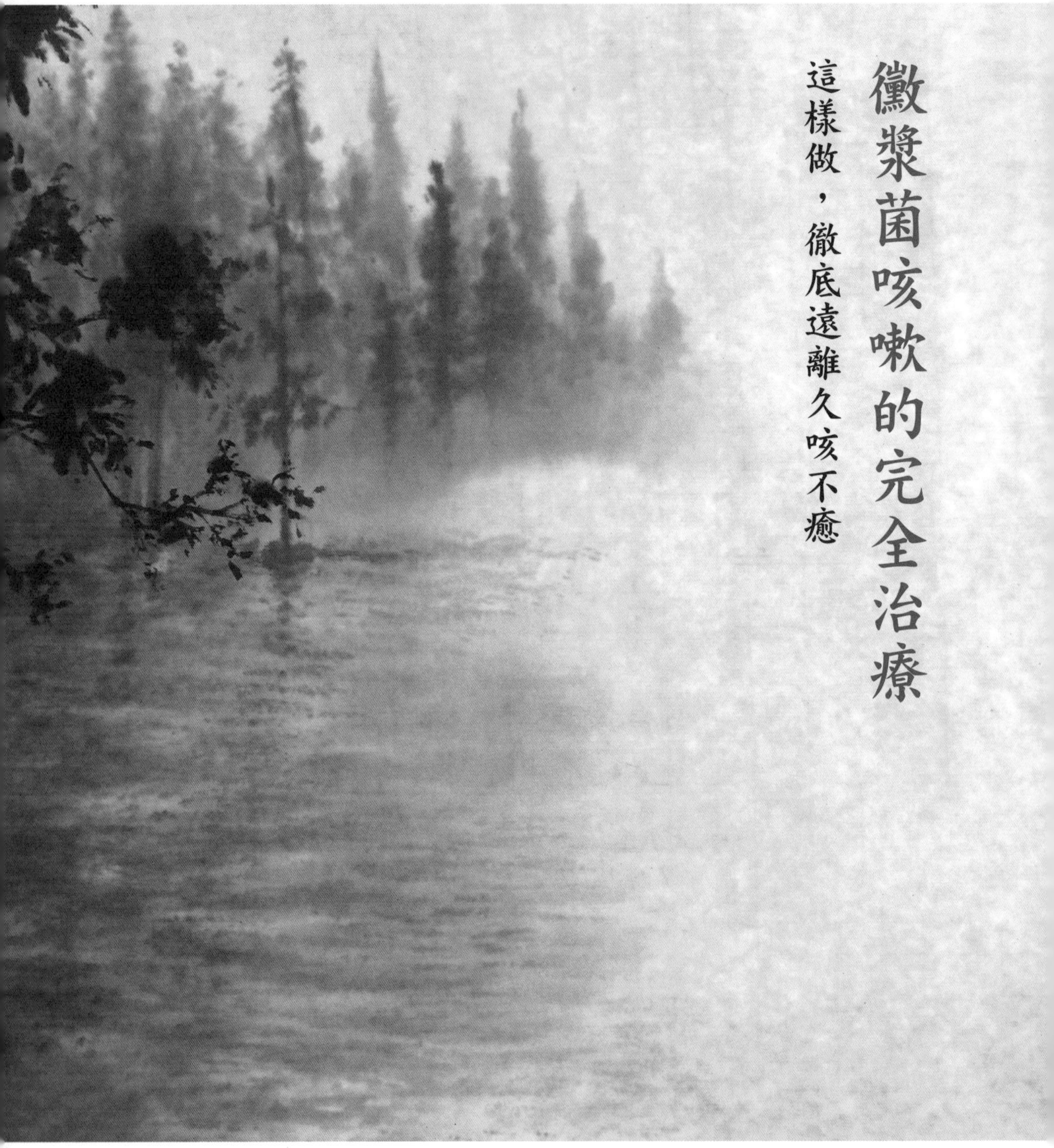

黴漿菌咳嗽的完全治療

這樣做，徹底遠離久咳不癒

了解黴漿菌和咳嗽的密切關係後，接著就要進一步跟大家分享，如何從中恢復健康。

黴漿菌咳嗽的治療對策

總結黴漿菌咳嗽的發生要件，可得出以下兩點：

⑴**身體屬於虛寒症：**即中醫所謂的溼氣重，有利於寒邪侵入，是黴漿菌最喜歡的身體環境，原因可能是吃太冷、太甜，也可能是環境陰溼所致。很多病人平時就因此而莫名養著黴漿菌，但除了有一點疲憊外並無任何明顯症狀；當然，我們的體內也可能養著其他的咳嗽致病菌，之所以尚未引發咳嗽，是因為病菌繁殖緩慢，加上有自身免疫力的保護。

⑵**要有一個啟動咳嗽的感染原：**泛指有任何一種感冒病毒讓呼吸道發炎腫脹，這會開啟一連串連鎖反應，讓人開始咳嗽。一般人感冒初期只要沒有黴漿菌，就沒怎麼咳嗽；有一點黴漿菌感染的人則要經過兩、三天後——黴漿菌趁感冒初期免疫力降低時大量繁殖——才會咳嗽。至於平時就餵養著許多黴漿菌的虛寒病人，幾乎在感冒第一時間就會咳，而且會咳很久、很難治癒，還容易憂鬱，回診常抱怨藥沒效，需要不斷鼓勵與溝通。

咳嗽治療絕不只是吃藥殺菌、鎮咳化痰這麼簡單而已，咳嗽完全治療的重點就是要建立一個完全健康、溫暖而有活力的身體環境，不讓任何咳嗽致病菌有機可趁，如此一來，即使是被流感或任何嚴重的呼吸道疾病感染時，都能以最快的速度恢復健康，並且不容易病情惡化、甚至危及性命。

要克服黴漿菌感染非常不容易，絕不是看一次醫生、吃藥治療就好了。一般要連續服藥兩星期才有些效果，嚴重患者甚至要連續服用一年以上。病人在生活環境的清潔衛生上一定要用心，創造少塵埃的環境——被褥、衣物、地毯、窗簾須常清洗，視情況搭配空氣清淨機、除溼機的使用。出入公共場合戴上口罩，密閉環境與陰霾之處更要避免進入。

最重要的飲食治療上，務必遵守**補中益氣**與**強化腸胃道**這兩大原則，但要避免食用薑母鴨、燒酒雞等燥熱食品，凡寒性、清涼退火的食物與甜食也請盡量避免。此類病患大多屬虛寒症，因此溫暖食療、中藥補氣、維生素補充與適當運動同時進行，便可以克服黴漿菌感染，徹底治癒，遠離反覆感染、看病的痛苦。

記住，治療咳嗽並不是不咳就好了，若不徹底治療，不僅容易復發，而且長期慢性發炎可能會造成慢性阻塞性支氣管炎與肺炎，最後危害整體健康。不咳只是沒有症狀而已，我們還要注意到體力、食欲及腸胃健康是否完全恢復，飲食、運動和居家環境上也要多加留意，改善身體陰溼的環境，**至少三個月以上咳嗽沒有復發，才算是該次咳嗽病的真正康復**。

黴漿菌感染是感冒咳嗽與老人咳嗽最常見的主因——無論病人是否有檢查出其他咳嗽的病原體或病因，這些人的血液中大多有黴漿菌感染的現象，因此，一定要讓黴漿菌完全沒有機會在體內繁殖，咳嗽才能輕鬆消失。曾經，咳嗽的確很不好治，然而現在，只要有這些正確的觀念並付諸行動，咳嗽必定會遠離我們，甚至永遠不再發作，這才叫做「完全治療」。

遠離咳嗽的日常保健

冬春與秋冬季節轉變之際與梅雨季節是黴漿菌最活躍的時候，黴漿菌感染的臨床特點就是不一定有任何症狀，可能只會覺得有點喘、胸口悶，容易疲累，不過一旦著涼感冒了，就會立即伴隨咳嗽症狀。若不好好處理，黴漿菌可以天長地久的寄居在我們體內，不斷複製與分泌各種代謝產物等毒素，剛開始雖無明顯病情，假以時日將會引起慢性疲憊，加速老化，造成許多老年病與慢性肺部疾病。

咳嗽就是氣管受到發炎、分泌物的刺激所引發的急速氣管收縮症狀，這是身體自我保護的反應機制，因此，治療咳嗽不可以一味的只求鎮咳，否則可能會讓氣管發炎腫脹與分泌物阻塞呼吸道的情形加重。

只是，實際治療咳嗽的臨床情形卻是，醫生因為害怕被說沒效而拚命鎮咳；病人則是拚命想要止咳，要求立即見效的處方——可說是一個願打、一個願挨，兩相情願，一拍即合。

我在看咳嗽診時，最怕碰到診所的新面孔，他們因為不了解，經常會批評我的藥沒效，跟以前看過的健診醫師都不一樣。此時，我會問他們：「但是您的咳嗽並沒有更嚴重，只是仍會咳而已對不對？」然後再解釋一下我的用意與一味鎮咳的缺點，他們才開始了解這其實是我的用心，照我的做法去做之後，多數咳嗽病人都會在一、兩星期的治療後逐漸痊癒。

傳說在堯帝時期，黃河流域經常發生洪水。為了制止洪水氾濫，保護農業生產，堯帝曾召集部落首領會議，徵求治水能手來平息水害。鯀被推薦來負責這項工作，他採用堤工障水，做三仞之城——也就是「水來土擋法」，但九年不得成功，最後被放逐羽山而死。

舜帝繼位以後，任用鯀的兒子禹治水。禹總結父親的治水經驗，改鯀「圍堵障」為「疏順導滯」的方法，利用水由高向低流的自然趨勢，順地形把壅塞的川流疏通。他把洪水引入疏通的河道、洼地或湖泊，然後合通四海，從而平息了水患，使百姓得以從高地遷回平川居住，從事農業生產。後來禹因此而成為夏朝的第一代君王，被人們稱為「神禹」而傳頌於後世。

古人的智慧早已告訴我們，治水一定要疏濬引水，咳嗽病屬水，治療咳嗽要學習大禹治水，把呼吸道中堆積的痰液（也就是水）清掉——無論是稀釋法、疏導法，都是好方法，就是不要勉強鎮咳防堵症狀，否則不只會有痰液阻塞氣管的併發症問題，痰液中的細菌病毒也會引發呼吸道黏膜發炎腫脹與潰爛，此時再強的鎮咳藥與抗生素也阻擋不了病人惡化成肺炎、肺積水。

肺炎病人的肺泡與微血管無法有效交換氧氣，血氧濃度降低只好拚命呼吸喘氣，輕者用氧氣帳加溼霧吸入、打抗生素，嚴重病患就得住進加護病房插管引流積水，血氧過低昏迷者還需要插管正壓呼吸器幫忙——人得不到氧氣供應，可是會在幾分鐘之內失去生命的！

所以一定要從各方面幫助祛痰，而不是依賴鎮咳藥，以下分享幾個觀念：

咳嗽時，氣一定要順暢

我在前文提過「讓咳」的必要性，但想藉此排出痰液，咳嗽時的氣一定要順暢。檢查長期咳嗽病人的胸椎，大多可以發現有明顯側彎與擠壓，按壓肩胛骨與胸椎之間的一大堆穴位皆有疼痛感，這就是「氣不順」。千萬不要輕忽脊椎問題，這可能是真正的病根之一。

想要解決問題，就要認真拉筋、伸展、按摩與運動，讓脊椎神經傳導早日恢復正常；一般輕度病人根本不需吃藥，多休息、養養生即可，重症者則可因此收到事半功倍之效。

老年病人幾乎都有脊椎側彎與壓迫等問題，最需要的就是身體的伸展與按摩。不論使用何種治療方法，只要能做到這一點，通常就能看到效果，對藥物治療與任何保健療法的反應也能明顯改善許多，更容易輕鬆擺脫咳嗽，同時提升整體的健康。

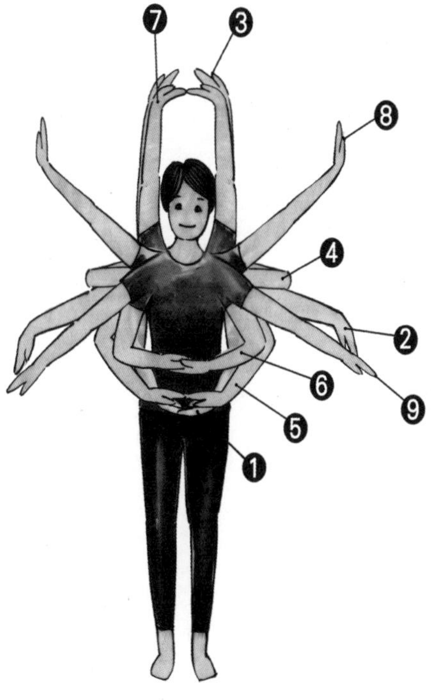

圖 10 伸展運動（拆解步驟見下頁）

現在開始，跟小學生一起做晨間操吧！

請養成適量的運動習慣，多走走路就是不錯的選擇，像是去爬輕度緩坡的山、去鄉村田野或公園散步。此外，現在是你重新「當小朋友」的時候啦！每天早晨起床，最好都能做做小學生們的晨間體操，尤其要多做伸展、挺腰、收下巴、擴胸畫大圓弧的動作，讓吸氣能聚能上、呼氣能散能下，光是這樣動動身體，就能讓筋骨充分的舒展，呼吸順暢——這有助於讓發炎阻塞的呼吸道恢復正常——氣順則痰易排出，自然就能加速痊癒。

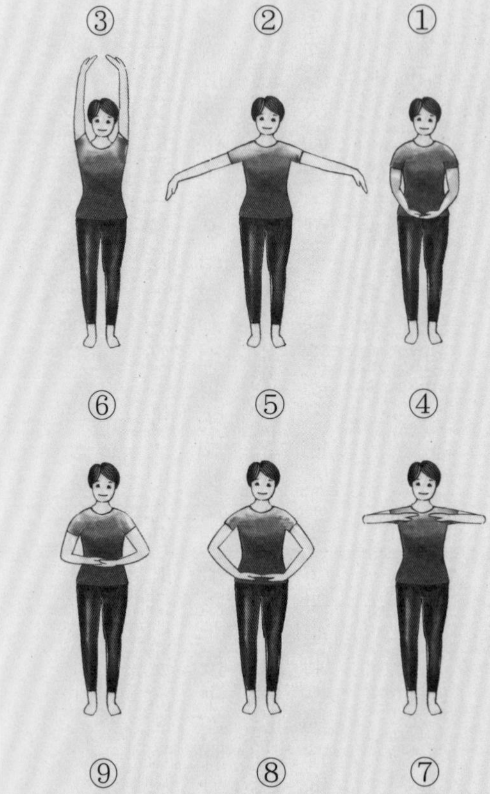

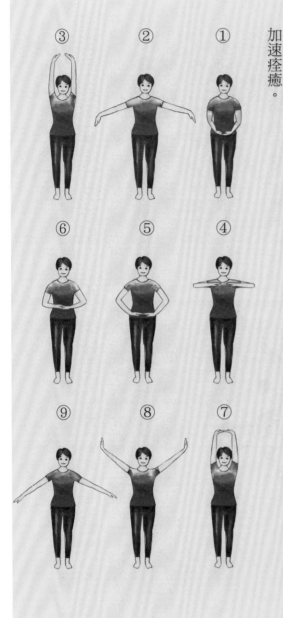

我曾經遇到一位因咳嗽不癒而前來求診的中年男性，他在兩、三個月前曾因騎機車發生車禍跌倒，導致腰傷久久未痊癒。

仔細檢查後，我發現病人的姿勢明顯不正，必然有脊椎側彎問題，而之前車禍受傷再加上感冒久咳不癒，應該有好一陣子都不方便做伸展與運動。於是我請護理人員教導他伸展與拉筋，讓他先在一旁自行操作。

兩三分鐘後，他竟告訴正在替其他病人看診的我：「我怎麼突然覺得喉嚨沒這麼癢了？就只是拉個筋、伸展一下而已，連腰也沒這麼痠痛了，真是太神奇了！」

我於是回答他說：「你平常應該有固定運動的習慣，而且身體壯碩、素質好，只是車禍受傷後很不巧地剛好壓迫到胸椎與腰椎，又因為感冒而引發咳嗽……如此雙重影響之下，讓你辛苦一陣子了。我相信只要你繼續伸展拉筋，服藥幾天後咳嗽應該就能痊癒，腰傷應該也會一同改善。」

咳嗽時最重要的是化痰

化痰是為了讓痰變得容易咳出來，自我化痰的方法很多，而戴口罩加濕化痰便是最簡單、直接的方法。很多病人拒絕戴口罩，又不好好在生活上做改善，只想靠強而有效的鎮咳消炎藥治療，不過是壓抑住表面症狀，沒解決到根本問題。

呼吸道加濕軟化痰液

任何水霧吸入治療皆可以直接軟化呼吸道痰液。從我當耳鼻喉科住院醫師開始，經常就與蒸氣或吸入治療常相左右，如：急性喉嚨感染與疼痛需要，氣喘病人需要，肺炎病人需要，鼻咽癌病人因放射線治療造成的喉嚨又乾又痛最為需要……這樣的治療有立即的舒緩效果，難怪耳鼻喉科開業醫師幾乎都備有蒸氣噴霧機與支氣管吸入機。

因此，飲用熱水、熱茶，與熱湯汁之際**（尤其建議用高高的容器裝半滿來喝）**順便用力吸吸熱蒸氣也很不錯，可以潤喉、潤肺、潤痰！

除此之外，平時戴上口罩，除了自我隔離避免傳染，亦可有效保溼呼吸道，一舉兩得，對病情絕對有幫助。

跟著醫生這樣做

ＤＩＹ吸蒸氣

久咳不癒的病人可以自己ＤＩＹ吸蒸氣來幫助化痰。請準備高高長長的杯子，裝入熱花草茶如：洋甘菊、檸檬草、薄荷葉、金銀花等等，臉部盡量靠近杯口，不斷地深深吸入含有精油香氣的花草香；一面小口小口地喝下，一面吸入溼潤、清香的空氣，雙管齊下。

洗澡時也是一樣，不要忘了多做深呼吸，吸入水蒸氣；若能加上泡澡的話更好，但要注意**不要浸泡全身（去泡溫泉的時候也一樣），雙手盡量離開水面，最高泡到胸口，讓下半身溫暖、氣血舒暢即可，以免熱血沸騰，上沖腦心血管，發生危險**。此外，我也鼓勵背沖式沖澡法，多用熱水沖後腦勺至肩背部，可迅速溫暖身體的所有陽脈——感冒、咳嗽皆是外感風寒，屬虛寒症，陽氣正虛時，沖一沖陽脈正好能補足氣脈，氣場一順，感冒咳嗽就容易痊癒了。

若能做做三溫暖的蒸氣浴，當然很不錯，直接吸入可忍受的高溫水蒸氣，既殺菌又可加濕化痰，但若是使用烤箱就得注意時間——雖能有效增加氣血循環與幫助排汗、排毒，但烤箱裡的是乾燥的熱空氣，較不利於化痰，待在裡頭的時間要短一點。

霧化吸入機有最佳的加溼化痰效果，若能為久咳的病人準備一臺就更加理想了。此外，精油也有

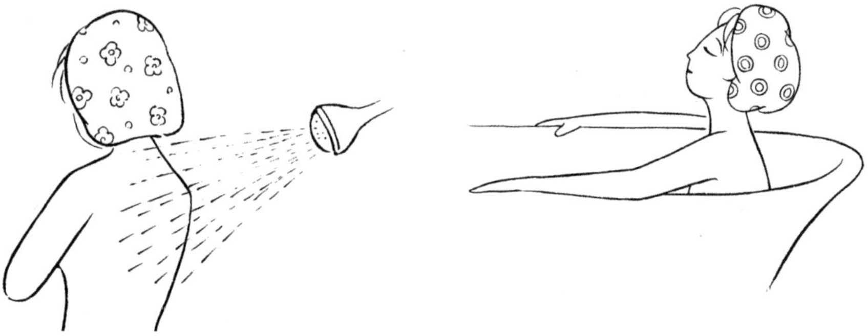

圖 11 泡澡、淋浴是加濕呼吸道的好時機

很大的幫助，但只能少量、適當的使用，常被拿來使用的有薄荷精油、檸檬精油、尤加利精油與澳洲茶樹精油等……使用精油機可以有效地對整個房間做消毒，降低家人被傳染的機率，也是不錯的選擇。

甜味化痰飲品勿過多

至於食物方面，可多在飲食中加些香菜、辛香料，與酸酸的白醋、黑醋當佐料，既開胃行氣又化痰。

我個人比較不贊成用有甜味的化痰飲品，如枇杷膏、金桔茶與水梨燉冰糖，如果真的很喜歡喝，要記得空腹時飲用，而且只能喝少量，一天不要超過一杯——糖分吃多了，只會增加發炎指數，再好的藥材也難以幫助我們。

跟著醫生這樣做

咳嗽專家的祕方——精油＋凡士林

檸檬、茶樹、尤加利、檜木等精油皆有抑菌、抑病毒的效果，又能芳香通竅醒腦，可在鼻孔周圍塗一點點（精油請視其萃取方式、精純度、個人皮膚敏感程度決定是否稀釋使用）。此外，也可以於鼻翼內側長鼻毛處塗點凡士林，讓鼻孔潤滑保溼。

不嫌麻煩的話，可將適量精油和凡士林混在一起攪拌均勻，每天十幾次，塗抹在鼻翼內側，就能同時保持鼻腔入口潤滑潔淨了。這樣做等於是在門口（鼻子）設置衛兵，能有效阻絕新的壞菌與病毒入侵，讓身體專心處理原本的致病菌。我這樣子做已經超過二十年了，方便又有效，病人自然願意乖乖執行，咳嗽的治療就容易多了。

利用夏秋兩季調身體

感冒咳嗽皆是陰溼問題，冬春兩季不是冷就是溼，正是咳嗽好發的季節；**夏秋兩季是流感病毒的不活躍時期，最不容易感冒咳嗽，所以是休養生息最好的時機**。平常經常咳嗽的人，記得趁此時機好好調養身體，千萬不可天氣一熱就猛吃各種寒性藤類瓜果、猛喝冰品飲料，也不要整天待在冷氣房內當宅男宅女。

夏天溼氣較高，吃太多寒涼甜食，就是攝取太多水元素，會導致體內溼寒氣過重。有人可能會懷疑，多年來都這麼做，也不見身體有什麼明顯不適啊？

那是因為夏天的陽光充足、氣溫高，火能量飽滿，整個大環境暫時補平了這個缺口，所有的感冒咳嗽才會因此自然痊癒，這一切全是上天的恩賜。此時，人們還感受不到自己的五行不平衡，但長期下來會讓人體弱氣虛，一旦東北季風開始一波波來襲，天候再度轉涼、變溼冷，虛寒的人若因此亂補身體，再加上冬春兩季不小心染上感冒，那就可能會成為診所的常客了。

一人發作，全家一起養生

容不容易黴漿菌感染，依個人當時的健康程度決定，平日強壯健康者當然能迅速自癒，但中氣不足、腸胃衰弱者本身就容易患上各種感染，也很難復元。

久咳不癒必然會疲累不堪、甚至有喘鳴聲，長期呼吸道感染腫脹就是喘的原因。

我常跟病人說，我只用一種方法治療所有的疾病，就是百病歸元。古人說得好：**「萬病歸脾土，醫病先醫腸。」**運用在黴漿菌感染上更是如魚得水，腸胃修復好，源源不絕的營養素將迅速恢復、強化體力及免疫力，成功保養腸胃就一定搞定。

不過，我要強調，這絕不是電視上的藥物廣告所說的一錠搞定，這裡有兩個重點：**一是增加腸胃健康，二是讓身體溫暖**。老話一句，一切甜、寒、涼的食物與陰寒的環境都要暫時避免，不讓身體變虛變寒。

我勉強同意黴漿菌可算是人類的寄生菌，大部分人的紅血球內大都找得到一些，而除非過多的黴漿菌侵入紅血球，影響血氧濃度造成缺氧問題（有點喘、容易累等皆是缺氧的症狀），多半不會有什麼痛苦症狀發生。雖然黴漿菌感染不容易察覺，但有一點很重要：一人發作，全家都要一起治療。

成人能忍受的黴漿菌感染量比小孩子大，所以不容易察覺到自己有什麼不舒服的症狀，我就曾發現一個有趣現象：相信我的說法、乖乖陪孩子一起吃藥的父母，全家迅速遠離咳嗽，之後好久都不會出現在診間；至於那些忌諱吃藥的鐵齒父母，往往會不斷的帶著孩子來診所報到，孰勝孰負高下立判——當然，這是對長期反覆感染的小孩才會使用的緊急做法，一般是要求家長自我照顧，與病童一起吃溫喝暖就有良好效果了，否則動不動就叫沒明顯症狀的家長吃藥，不把人嚇跑才怪。

家中成員咳嗽時，全家人都要避免吃寒涼甜食與大補之物。如果是大人生病，就盡量與家人保持距離、自我隔離；此時睡覺也要有規矩，夫妻分房，老公生病當然是老公捲舖蓋走人，老婆生病了還是老公捲舖蓋，順便帶著健康的孩子走人，主臥室是留給女主人的，這樣子全家人很快就能恢復正常了。

若生病的是小孩子，大人要戴上口罩，避免受感染，也防止傳染給正在恢復的小孩，絕不可與孩子共用湯碗瓢筷，盡量讓孩子自己玩，減少接觸機會就能減少接觸的菌量，發病的機率自然降低。

注意空氣品質與居家環境

良好居家環境的三個重點，就是**陽光、空氣與水（溼氣）缺一不可**。

家裡有人咳嗽時，通風與陽光很重要，冬天不要因為寒冷不開窗，夏天也不可一直吹冷氣而不開窗；一定要讓被太陽消毒過的屋外空氣隨時與室內交換，空氣循環好、含氧量夠，精神自然比較好。窗簾適時打開，讓陽光照射進來，採光充足自然明亮，屋內就不會陰陰暗暗的，才有生氣。

一塵不染也很重要，屋角、桌腳、床底、暗縫灰塵要每月清潔乾淨。住在市區的我們能使用空氣濾清器最好，可有效減少所有微塵汙染，還可送出大量負離子讓空氣清新、全身舒暢；咳嗽期間更能過濾病菌病毒，減少傳染家人，是我誠心建議使用的現代工具。

除溼機也是重要工具，但要注意只能在有下雨時或通風不良的潮溼房間使用，有溼度計可以判斷最好——**相對溼度維持在四十五至六十%是最健康的溼度**（相對溼度指絕對溼度與最高溼度的比，它的值代表水蒸氣的飽和度有多少）。此外，記得要在人離開時才除溼，人在房間時，除非感覺溼氣過重（有這種感覺時通常相對溼度皆超過八十%），否則不需要開除溼機。

我一般會建議用空氣清淨機與注意通風即可，否則萬一除溼過頭，乾燥的空氣會讓分泌物變得黏稠、不容易咳出去，對呼吸道感染反而是負面的影響，對治療咳嗽當然也有反效果。尤其當相對溼度低於三十至四十%以下時，呼吸道黏膜的水分會大量散失，導致口乾舌燥，甚至嘴唇、鼻黏膜乾裂或疼痛出血。

寒流來襲前後濕度低、空氣乾冷時，是流感病毒與各種病菌侵入的最佳時機，免疫力大幅下降的我們此時反而要在房間灑水、放水盆與溼毛巾，或用加溼器增加溼度，來保護我們的呼吸道——戴口罩的加溼效果最好。總之，感覺潮溼時要除溼，感覺口乾舌燥時要趕快戴口罩、擦護唇膏、鼻孔內抹凡士林、皮膚以保溼乳液保溼，才是保身之道。

棉被、枕頭、床單被套每星期清洗曝曬（烘乾）一次，久未穿用的衣物床組需用防塵套保存，否則至少需要每年清洗曝曬一次。更別忘了人愈老，就會有愈多老舊衣物疏於照顧，少部分的衣物雖可能有紀念價值，但相信多半不會再有穿戴的機會，能捐的就捐出去吧！絕對可以大大降低屋內塵蟎與黴菌量。

經常這樣維持良好的居家環境，便可讓我們平安健康的生活，更能遠離咳嗽與任何疾病。這些方法互為表裡、環環相扣，要做到其實並不難，只看你願不願意而已。

過於輕率的過敏性咳嗽與氣喘診斷

你真的有氣喘或過敏嗎？

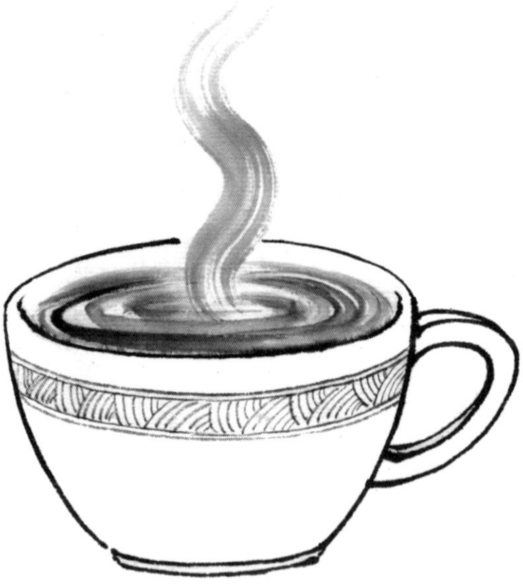

是不是常被醫生這樣說：「你的咳嗽是因為過敏所造成的。」

尤其是沒有伴隨其他症狀的乾咳，最容易被認定為過敏。以前，醫學院裡的教授也有此一說，如果咳嗽沒有痰，只是喉嚨乾癢想咳嗽，又找不到其他感染原，不妨考慮是過敏引起的。此時，止癢比鎮咳更有效果，在藥物方面服用抗組織胺止癢，保養上就多喝溫熱水，或以有香氣的熱花草茶潤喉止癢——剛開業時的我也常用此方法處理久咳病患。

不過，我發現仍有病人反覆發作、愈來愈嚴重，一直到我確定了黴漿菌與咳嗽的關聯，增加使用對抗黴漿菌的藥物並做好消化道保健衛教後，大多數的病人才因此好轉。不過，用廣義的過敏診斷告知病人，要他們小心保養也沒有錯，兩者相輔相成的效果也不錯。

只是，在實際臨床上，診所醫師幾乎不會要求病人自費抽血做黴漿菌感染抗體檢測，況且，做了抗過敏加鎮咳的處置，多數病人也都會好轉，一般不太會去考慮到黴漿菌感染，所以我經常聽到病人說他們被其他醫師診斷為「過敏性咳嗽」。我個人倒是極少下這樣的診斷，因為**過敏症狀以氣喘為主，就算偶有咳嗽也只是為了把痰咳出來，過敏病人會開始咳嗽多是因為感冒與感染引起的**，在仔細的望、聞、問、切之下幾乎皆可以找到感染的證據。

過敏患者真的沒有這麼多

根據臺灣氣喘學會統計，臺灣的過敏人口由民國六十三年的一・三％，迅速竄升到民國九十八年的二十・三四%，而過敏在世界各地皆已成了普遍的文明病，可說是公共衛生學上相當嚴重的問題。只是，事實真是如此嗎？

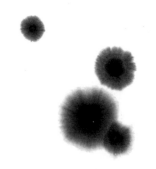

我真的不認同這樣的統計數字，也不會因為每天早晨打幾個噴嚏、流個鼻水，就給病人下過敏的診斷，這些人只要遠離寒、涼、甜三大過敏飲食，多半就鮮少再因此回診了。

要下過敏的診斷，必需嚴謹審慎，因為真正需要治療的過敏病人其實不多，然而，當三個醫生都一致認定病人過敏，病人也會認定自己是過敏患者，進而對難癒的咳嗽、打噴嚏等症狀認命，放過其實有機會改善的病根。

過敏的定義是什麼？

用白話文來說，身體的任何部位因一種或多種外來物質引發免疫系統的急慢性發炎反應皆可稱為「過敏」。

除了過敏性鼻炎、氣喘、異位性皮膚炎，我個人認為，就連自體免疫疾病也可歸類為廣義的過敏，如紅斑性狼瘡、風溼關節炎、乾癬、硬皮症、僵直性脊椎炎、乾燥症與各種慢性的莫名發炎症，皆是常見的過敏疾病表現方式；其實這些都是慢性發炎的問題，只要能解決根本問題，症狀皆會變小、變少，甚至消失。下表為因過敏而起的人類病症整理列表：

如前所述，過敏之所以會有咳嗽症狀，通常都是伴隨感冒感染支氣管所致，我四十年臨床經驗的一個重要心得就是：**過敏可能引發打噴嚏、流鼻水、鼻塞、氣喘，以及因喘鳴引起痰液阻塞而造成反射性咳嗽，卻不會引發單純的咳嗽**，所謂「慢性咳嗽是過敏」的理論，我個人認為其根源其實來自於感染。在我的門診中，不會將病人診斷為「過敏性咳嗽」。

至於感冒，感冒會引發呼吸道二次感染又腫脹發炎，增加膿性分泌物產生與清除氣管分泌物的動作——也就是陣發性的咳嗽反射，這才是我所謂的「咳嗽」。

我從臨床經驗觀察到，過敏病人其實不會真正咳嗽、只會氣喘（咳嗽是支氣管有感染發炎的症狀）或有喘咳祛痰現象，但需留意氣喘會加重感冒的咳嗽症狀。

呼吸道過敏一般症狀	· **過敏性鼻炎**→會打噴嚏、鼻塞、流鼻水、溢淚 · **氣喘**→會喘鳴、呼吸困難、胸悶
皮膚過敏一般症狀	· **急性**→蕁麻疹、多型性紅斑症 · **慢性**→溼疹、乾燥症、乾癬、異位性皮膚炎 · **嚴重**→牛皮癬、硬皮症，史蒂芬強生症候群（Steven-Johnson Syndrome）
腸胃過敏一般症狀	喉嚨有痰、鼻涕倒流異物感、緩瀉、腹脹、 悶痛、營養吸收不良（瘦或是虛胖）
自體免疫病	僵直性脊椎炎、風溼關節炎、紅斑性狼瘡，是自己對自己打架，免疫系統對自己的某些成分物質過敏致組織腫脹發炎

去病小知識

感冒與過敏如何區分？

要特別留意的是，過敏病人在感冒感染時更容易引發氣喘或過敏症狀的發作，因為所有的感冒病毒與細菌都是外來物質，也都可能是過敏病人的過敏原，會引起氣管因抗原抗體而做出反應，造成氣管收縮、腫脹，進而導致氣喘發作。

大部分患者隨著感冒痊癒，氣喘或過敏也會迅速緩解，臨床上感冒時伴有氣喘發作的患者，多數皆是臉色黯沉、虛弱體質，身體已累積好多健康問題，此時若只處理感冒，氣喘問題一定會持續存在，而且容易反覆發作。

我還是認為，做好衛教會比一味地吃藥鎮咳來得更重要；利用整合醫學找出病根，同時調理出不容易生病的體質，才算是真正的治好咳嗽。

感冒	過敏
是病毒感染引起	是接觸過敏原引起
會肌肉痠痛、全身倦怠	不會肌肉痠痛、全身倦怠
會打噴涕、鼻塞、流鼻水	只會打噴涕、鼻塞、流鼻水
會喉嚨痛發燒	不會
容易引發咳嗽	不是咳嗽，但會引發氣喘的喘鳴
二次感染引起鼻竇炎、中耳炎、肺炎	除非伴隨感冒，才會發生二次感染，一旦發生容易更嚴重

謹慎看待氣喘的診斷

根據美國胸腔學會在一九八六年公佈的診斷準則，氣喘是一種臨床徵候群，其特性是呼吸道對多種刺激的反應性異常增加，主要的徵候是呼吸短促、哮鳴及咳嗽。

氣喘可稱為「敏感性呼吸道」，是指氣管在接受過敏原、或非過敏原刺激物（如二手菸、汙染的空氣）刺激後，氣管內產生平滑肌收縮、黏膜腫脹、分泌物增加、發炎細胞浸潤等發炎現象，經過治療可以得到緩解。

在診斷上，氣喘經常會和慢性阻塞性肺疾重疊，因為慢性阻塞性肺疾在急性發作時，也能夠透過治療得到緩解。然而，由於氣喘的診斷沒有一個放諸四海皆準的定義，只有依賴患者的病史、病理學檢查以及實驗室檢查，綜合各方面的資料以確立診斷，也因此容易造成氣喘的浮濫診斷。

最可憐的是，一旦被判定為氣喘，西醫的處置原則便是以症狀控制為主——也就**開始了病人與類固醇、支氣管擴張劑相伴的日子**。幸而近幾年已開始重視呼吸道與食物急性過敏偵測防範，雖然慢性過敏原仍未列入一般常規治療內，但至少可以讓病人有所依循，藉由限制飲食與改善空氣品質而讓疾病獲得改善。

不論何種過敏，皆是折磨人的難癒慢性發炎病，找出致病原因加以解決對應，自然痊癒才是最理想的結果。

氣喘引發的喘咳

氣喘時喘鳴不已，會造成強烈支氣管收縮與大量的水性分泌物，除了強烈咳嗽與咳痰外，我經常發現氣喘病人血液內會有大量的黴漿菌感染，有時也會伴有咳痰的症狀；此時應該配合咳嗽祛痰的治療，絕不要只當做氣喘治療，僅用大量類固醇與支氣管擴劑會有壓抑感染的免疫後續問題，若耽誤了支氣管炎的治療，容易併發肺炎危害生命健康——這種戲碼真的很常發生，絕不要只認為是氣喘或抵抗力不好所致。

醫生一定要仔細分辨咳嗽和氣喘，以免一個疏忽造成醫病兩敗。引起氣喘的機轉雖然至今未完全明朗，卻正是整合醫學可以著力之處——它其實還是一種急、慢性的呼吸道炎症問題。只要能解決發炎的原因——無論是內因（如重金屬、腸道失衡、營養素不足或各種感染）或外因（空氣微粒、汙染食物過敏、生活習慣不良）——就可以得到治癒。多年來，我依據此原則治療這類被誤診為氣喘的患者，也都獲得了良好的成效；每當看到病人逐漸恢復健康，擺脫藥物依賴時所綻放的燦爛笑容，或是收到他們寄來的賀卡，都是我最大的溫暖和激勵。

另一方面，也希望大眾不要隨便認定自己的咳嗽是過敏或氣喘，更不要忘了，被用來治療咳嗽、最具明顯效果的藥物，非**類固醇**莫屬了。主流醫學使用類固醇治療過敏氣喘的確符合情理法，極少量、短暫的使用也確實能產生幫助，但若變成習慣，長期依賴類固醇，就要小心一大堆要命的副作用了。

真氣喘與假性氣喘

「假性氣喘」是我自己發明的新名詞，指的是過敏病人感冒咳嗽時，容易被誤會為氣喘發作。氣喘病在我的行醫過程中真的很少見——幾乎一個月看不到一個可以診斷為真氣喘的病人，成年人的喘絕大多數是感染與飲食錯誤所致的暫時症狀，以「假氣喘」一詞說明，只是為了讓病人放心，相信自己的病是可以痊癒的。

我常在初診喘咳病人時發現，他們大多並非過敏一族，而是長期咳嗽被當成氣喘治療，致使病人與家屬都完全相信自己是個氣喘患者；然而每天服藥、噴藥，仍然是喘吁吁的咳嗽不癒。其實，這些病人幾乎都可以在血液中發現明顯的黴漿菌感染，只要清除黴漿菌、溫性飲食、運動、曬太陽與生活環境調理，幾乎都會在兩星期內痊癒，根本不用長期服藥。

至於真氣喘，則是從小因為接觸到特殊過敏原——例如塵蟎、花生、蛋或牛奶等等——而引發的，只要條件出現便會反覆發生，冷空氣、寒性飲食、季節交替便是催化劑或增強劑，這樣子才能算是過敏氣喘，也就是真氣喘。

那麼氣喘會痊癒嗎？用整合醫學可以治癒嗎？

我也不敢說出肯定的答案，畢竟，即使病人接受了完整的過敏原與全身身心靈檢測，但願不願意真正改變生活型態、改善體質、遠離過敏原，那又是另外一回事了（我會在下一章分析整合醫學如何治療過敏與氣喘）。

老年人的急性喘咳

一個氣虛病人——尤其是老年人——重感冒時，經常會引發喘鳴現象，甚至突然產生氣喘症狀；這其實是急性氣管感染造成腫脹，堵塞了氣管內徑，導致缺氧而呼吸不順的暫時現象，通常是身體衰弱得重感冒併二次細菌感染時才會有的現象。不過，這種情形很容易感染肺炎併發症，反而比真氣喘更容易危及生命。

我比較百思不得其解的是，既然是過敏造成氣喘，怎麼可能會有一個人到了八十歲高齡得到流行性感冒時，才發生第一次氣喘？

所以，我寧可推斷是高血壓又伴有細菌性支氣管炎氣管腫脹，導致缺氧、氣喘症狀發生，照這樣的診斷下去治療，效果通常都不錯，成功治療後也完全沒有任何氣喘問題。此診斷雖然只是我的推論，但實際應用在治療時總能收到良好的治療結果，屢試不爽。

此外，這種病人一定要考慮是否有支氣管肺炎現象的發生。幫病人做血液檢測、細菌培養與胸部X光檢查後大多能證明有細菌感染的情形，嚴重者我一定會幫病人做黴漿菌顯微鏡檢查，加上對症抗生素，可以迅速治療緩解急性氣喘，挽救生命健康，又不留下副作用。

再提醒大家一次，千萬不要貿然的把老人咳喘當做氣喘發作來治療，以免過度使用類固醇與支氣管擴張劑，反而讓病毒與病菌大量繁殖、耽誤病情，畢竟老年人的健康情形普遍不佳，稍有疏忽可是會有生命危險的。

類固醇救急不治根

醫生應該要減少使用「過敏」這些字眼，像我，至今不斷修正自己的診斷，一個月難得開幾瓶過敏或氣喘噴劑，以及幾顆類固醇處方。今天醫學如此進步，其實只要能深入檢查整體病因，必然會有所發現與改善。每每看到病人從別的診所帶來的藥包，真的會很感歎，這麼多顆類固醇吃下肚，雖然所有不舒服都會迅速消失，但能說是醫師的醫術高明嗎？

說白了，這其實就是強迫將病痛壓抑、隱藏住而已，讓症狀暫時得到緩解，病其實依然存在，萬一造成副作用怎麼辦？

這些副作用將影響身體健康，小孩子易生長遲緩、身型矮胖、免疫失調、體力差易感染；成人最多見的則是骨質疏鬆、免疫抑制、水腫、月亮臉、水牛肩、木瓜奶、男性女乳症、水牛肚、消化性潰瘍與各種腸胃併發症，是再花百倍、千倍、萬倍努力，都買不回來的！

診間故事

類固醇留下的永久遺憾

我想分享的病例是一位目前二十幾歲的年輕女患者。她約在六歲時因反覆嚴重呼吸道感染，經人介紹至我診所求診；看診時症狀包括明顯的黃膿鼻涕、鼻塞，咳嗽有濃痰與喘鳴聲。我檢查後發現她有鼻竇炎、支氣管炎與氣喘；據父母主訴，孩子白三、四歲感冒氣喘發作後，便連續服用口服類固醇（一至兩顆的劑量），加上類固醇與吸入型支氣管擴張劑長達兩年之久。

當時我就直接告訴父母，小女孩已出現明顯的類固醇副作用了：身高比小一歲的妹妹矮一截，臉色蒼白、不若妹妹紅潤可愛，外觀上也胖胖腫腫的。只是，一旦停用類固醇藥物，所有呼吸道症狀就會加劇，讓父母感到左右為難。

在與家屬溝通後，我們決定一起努力。我的方面，除了治療感染外，就是致力於減少類固醇的用量；父母則是遵照本書原則進行食療，盡量避免牛奶、蛋、黃豆、小麥、甜食與有殼類海鮮，服用保健益生菌與維他命C片，並於家中加裝清淨機。這樣的調理約在一兩個月時看到初步的成效，只是，戒除類固醇實在是一個漫長的過程，我查一查病例，發現她直到十四歲左右才完全成功停掉類固醇，也從此不曾再氣喘發作，至今已將近九年（此為二〇一六年本書初版的年份紀錄）。

她目前的健康狀況良好，變得亮麗、愛漂亮，每年也只會因感冒而到診所報到兩、三次；只是，相較於二妹和三弟，她的身形依然厚一點、矮一截，算是唯一留下來的遺憾。

我當然不反對急症救急時極短暫的使用類固醇，這的確能救活各種重症過敏的病患，而且只要不持續長期使用，多年臨床下來，我也未見明顯副作用。

闡類固醇就色變的我，只在面對嚴重患者才使用一、兩顆（成人的一日劑量），最多兩、三天一定停用，這是為了避免病人返家後可能面臨的窒息、心臟衰竭危害到生命——緊急使用，是有救命之大功的。

我更發現，絕大多數病人只需一點點劑量就很有效，這正是西藥可敬可貴之處，值得深思——是藥？是毒？其實就在醫師的一念之間。今日的醫學有這麼多新醫療與生物科技方法能幫助病人，只要勤奮的多方面學習與思考，必能找到更好的方式治療病人，而不是輕易用上過敏這個診斷，並合理合法的使用類固醇治療病人。

尋找疾病的原因，比治療疾病的症狀更重要。若是急性病症——如大部分感冒，本來就會在一、兩星期自癒，吃幾天藥緩解症狀、減少痛苦尚可接受；但過敏是一個與生命共存的慢性病，雖然大部分過敏會隨著年齡增長而減輕、甚至緩解，但長期使用藥物控制，總是最不得已的方法——何況是選擇用類固醇這種會有永久副作用的藥物呢？

氣喘的最佳治療對策

擺脫類固醇的長期依賴

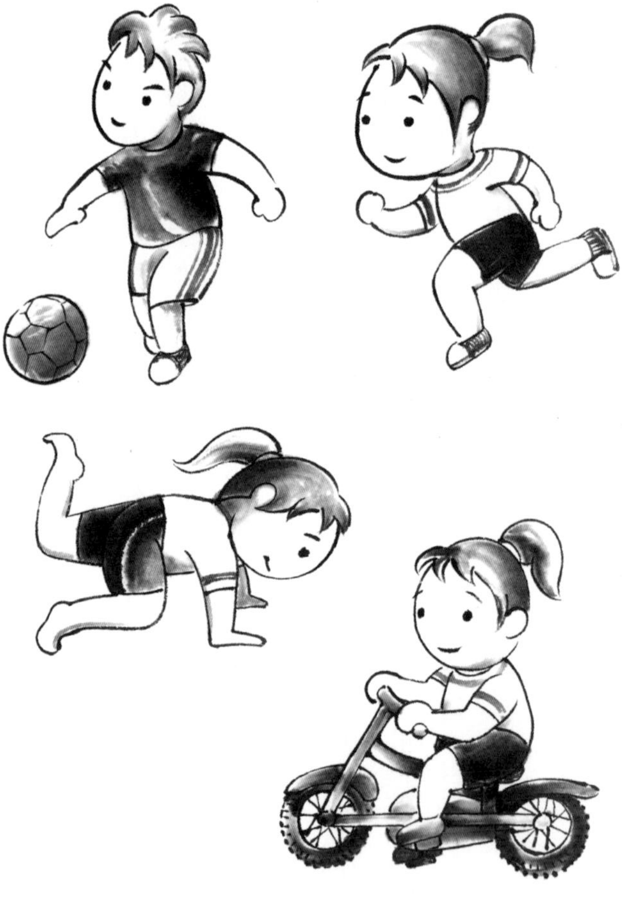

氣喘病的病人具有超敏感的呼吸道，凡季節變化、日夜溫差、天氣驟變、忽冷忽熱或忽乾忽溼，任何感冒或吸入空氣微塵粒子都可以引發氣喘，就連在情緒激動與運動過後也有發作之虞，絕對是平常人不會感受到的痛苦。

主流醫學對氣喘的處置

要如何讓病人真正治癒才是重點，而氣喘能否治療？

其實，就主流醫學的看法來說，氣喘雖無法痊癒，但可以控制，所以健保主要訴求就是症狀治療。

為了防止氣喘的發作，你必須與醫師配合並且訂定藥物的治療計畫，此計畫應包括：

(1)**早期治療**：對任何症狀的改變給予適當的治療與處理，知道在什麼狀況應尋求醫師的幫助或至急診室。

(2)**預防氣喘**：經詳細溝通了解日常生活後，避免或減少與激發物的接觸，同時檢測急性過敏原，好遠離過敏原。

只是，在這樣的處置原則之下，許多病患漸漸變成慢性病友，需要長期服藥控制——藥物中可能包括類固醇，而類固醇的一大堆副作用則可想而知。長期依賴藥物，又找不出致病原因，氣喘患者的未來便就此定位了。

目前醫病雙方都只看結果，不願也不想了解真正的病因，每當我稍微提一下整合醫學調養身體的領域，只有不到一成的病人會有反應，其餘都是要求我趕快開處方。

現今健保制度下，醫療體系從上到下都制定了一套立即有效解決呼吸症狀的方法，卻忽略了對人體是否有毒害；更讓人擔心的是，人體有一定的忍受力，不會馬上反應，這就更容易讓我們忽略了。而藥廠巨獸呢，則依據研究數據告知醫師，藥物不會有降低免疫的問題（你認為這是真的嗎？），請大家安心使用——這是現實，更是潛伏著等待在未來伺機作亂的問題。偏偏，它的確能立即解決氣喘的不適，而且還那麼經濟實惠！

記得二十幾年前，我學弟拿了一篇國外論文來反駁我對類固醇的憂心。該篇論文的論點無非是，只要不長期大量使用類固醇，怎麼用都不會影響人類的免疫力，對過敏、氣喘，甚至感冒都具有良好療效。當時的我對此無言以對，事隔二十多年，面對沒有絲毫進步的醫療現狀，我只有更加無奈了……

我的氣喘治療

我一般是怎麼治療一個病人的真正氣喘病？我使用的藥物主要是較輕劑量的支氣管擴張劑、

足量化痰藥、微劑量類固醇（一天至三天）的「三合一組合」，而且藥包裡必然加有維生素B_6、C，以及酵母菌，用來增強病人的抗氧化力，促進腸胃健康。

面對一個正喘不過氣來的病人，先給予藥物以控制病情是絕對必要的，這一點便是西藥的強項；整合醫學則接受所有能夠治癒疾病、增進人類健康的方法，症狀嚴重者更可以直接在診所內使用蒸氣吸入機治療（可以加入以上三種藥物，或是其他有益於加溼化痰、消腫者皆可），立即讓氣喘舒緩。

至於口服類固醇，我沒看過哪一位鐵齒的危急過敏氣喘病人會堅持拒服。西藥不是不可取——我就會使用極少量的類固醇製劑救急，不可取的是會傷害健康的濫用、亂用或過大劑量使用。碰上危急病患時，甚至可以肌肉注射低劑量類固醇，避免因呼吸困難、窒息而失去生命，但這種情形一定屬極少數，可能幾個月都碰不到一位。

我不得不承認，沒有任何一種氣喘藥物能夠取代類固醇在執行治療時所得到的滿意度，然而，也沒有任何一種氣喘藥物比類固醇的副作用來得大，至於要如何取捨，則是考驗智慧與道德的一道難題，這就是為什麼我在臨床上面臨不得不使用的狀況時，對於劑量的使用一定會小心再小心。

幸好，我發現只要非常少劑量的類固醇配合其他氣喘藥物，加上考慮感染可能性與腸胃保健，就足以讓病人在極短期內恢復健康。

在我的病人當中幾乎沒有長期需要持續服藥與控制的，只有極少數（個位數）的兩種病人需要偶爾使用類固醇，其一是已被診斷為類固醇長期依賴的使用者，其二就是罕見的先天性呼吸道纖毛逆向運動患者（Kartagener syndrome）在嚴重感染時會用到。

這意味著許多氣喘病人可能接受到過多的類固醇（無論是口服、吸入與針劑）並造成無以挽回的整體健康受損。

小孩子尤其更要注意，一定要找出生病的源頭、真正解決問題，除非嚴重氣喘、咳嗽，千萬不要隨便使用類固醇。其實，只要限制病人的高過敏原飲食、重視環境清潔並改善病人腸胃健康，大部分病人就算什麼治療都不做，氣喘也會自然改善。輕易服用類固醇，就只能等著各種後遺症接踵而至了。

我在門診看過無數長期服用類固醇的例子（前一章節已詳述過一個鮮明例子），令我最難過的副作用是小孩子長不高又胖胖的，跟其他兄弟姊妹相比，矮了一大截，許多家長詢問該如何解決這種副作用？當然是無法解決，真正解決之道是**儘早在青春期以前停用類固醇，否則類固醇會降低生長激素分泌、使生長板活動提早停止**，之後除非用整型手術斷骨拉長，否則難有機會再長高。

其實，當父母親發現自己的小孩恢復健康，不需要再使用任何類固醇製劑甚至任何藥物後，內心的喜悅是那麼的無與倫比。雖然孩子在身高、成長發育上比其他手足差，但至少找回了健康，一切平安就是幸福啊！

自然醫學反對生病時使用任何化學藥物，何況是惡名昭彰的類固醇呢？但是在實際的臨床上卻難以完全避免，畢竟類固醇的確能幫助病人度過急性氣喘發作與發炎時的危急狀況。所以，我認為整合醫學才是真正的醫學王道，打開心胸接受各種好的醫學方法，只把「美國仙丹」——類固醇——當做急難的救急聖藥，那它就能成為名副其實的真仙丹了。

過敏如何真正有效改善？

急慢性食物過敏與重金屬中毒

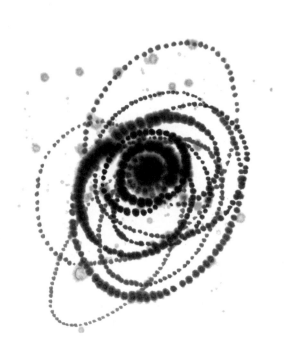

為什麼一個人會過敏？我想，這是一個目前無人能完全解析的問題。

從整合醫學角度認識過敏

站在整合醫學的角度來看，過敏其實就是「虛」一個字，中醫名為「鼻鼽」，《素問玄機原病式・六氣為病》：「鼽者，鼻出清涕也。」內因多為臟腑功能失調，外因多為感受風寒，異氣之邪侵襲鼻竅而致，主因為肺虛，亦與脾虛與腎虛有關。

了解呼吸道過敏氣喘，其實非常有需要，氣喘與一般咳嗽不同，而**過敏是許多人類病痛的真正主因**，過敏造成的生理反應其實是一種發炎現象。

接觸整合醫學十六年了，我自己也理出一套有效的整合治療所有過敏性疾病的流程，雖不能保證治癒，但卻可以對大部分患者起到明顯效果，助他們脫離長期藥物控制的陰影。只可惜，能夠放棄對抗療法治療的病患真的太少了，追求快速有效反應的病人仍佔絕大多數，讓我很難使上力。

三大過敏元凶

以下三大過敏的元凶可以解釋、治療與預防大部分過敏病患：

(1)空氣微粒與食物直接吸入與吃下的急性過敏。
(2)重金屬中毒的慢性免疫失調過敏。
(3)慢性腸道機能不良症的慢性食物過敏。

遺憾的是，至今主流醫學主要仍以急性過敏為主軸，不了解後兩項元凶的重要性（重金屬中毒與慢性食物過敏將於之後章節詳述），也因要全額自費檢測與治療實在是個不小負擔，至今僅有少數有緣人能享受真正痊癒的果實。

直接吸入與吃下的急性過敏

絕大多數過敏病人皆對塵蟎明顯過敏，塵蟎普遍充斥在我們的環境當中——光是棉被中就有無數塵蟎在快樂的環境中繁殖著，即使購買防塵蟎床組也只能減少接觸量而已。生活周遭如牆角、桌角、床底、彈簧床都是塵蟎的溫床，只要您對抗塵蟎的免疫系統有缺失，就容易造成過敏反應；若是居家環境、家具和衣物老舊又髒亂，住在其中的人每一口呼吸都將吸入許多塵蟎與衍生物，便會在體內埋下一個隱形炸彈，要是再加上過敏體質與虛寒的飲食習慣，那麼過敏就有你的份了。

有養寵物的朋友也處在雪上加霜的情形中，而且愈跟寵物親近的主人愈嚴重。以狗狗為例，每一隻狗都長滿了毛，無論再怎麼清洗、噴香水，各種寄生在狗狗身上的微生物仍會隨時繁殖，狗狗每年都會掉毛、換新毛，這些狗毛一定會藏在所有您清不到的屋內狹縫中製造問題，加上沒有狗狗不大小便（訓練牠們到固定場所大小便需一段長時間），這些留在地板縫中的排泄物也會汙染空氣。

這些年來，我統計了健保檢測三十六項急性過敏原報告的數據，清楚發現到這個事實：雖然對於其他接觸原或食物的過敏反應因人而異，但**幾乎所有受檢者都對空氣中的塵蟎、黴菌過敏**，這便是不爭的事實。

行文至此，我甫從簡基城醫師／博士的自由基演講得知，近幾十年來，無論是官方或醫界的過敏病患者比率都有如雨後春筍般不斷攀高，甚至已超過了總人口的二十%。

以往的科技和醫學一定不若今日進步，為什麼過敏的人數反而比現在少？過去的生活環境與食物遠不如今日潔淨與營養多樣化，為什麼卻鮮少聽到過敏或氣喘的案例？

是過度自我保護、遠離大自然的天然環境所造成的影響？是缺乏運動？是毒素？還是吃太多藥控制後產生的免疫問題？這其中一定有原因，但是卻一是個複雜難解的因果關係，值得我們深思、反省、改善。

現代人雖然已經大大的延長了平均壽命，然而，靠著吃藥控制的長壽，絕不會比真正的健康樂活來得好，不是嗎？必須醫病雙方一起轉個念頭，不再自我設限，才可以讓大家都遠離過敏的糾結。

急性過敏原排行表

九年前（二〇一三年十一月一日）健保局開放耳鼻喉科專科醫師可以幫病人檢測 IgE 值與三十六項急性過敏原檢測。只要主訴有長期過敏症狀、經我診斷亦為過敏性鼻炎或氣喘的病人，我便會建議做這兩項檢查。

兩年來，共有二百七十九名病人檢測血液 IgE（IU/ml），其結果如下：

- **IgE ＜ 100 的陰性報告：**共一百一十位。
- **IgE ＞ 100 的陽性報告：**共一百六十九位。

也就是說，有三十九・四三％的人是陰性，這也隱約意味著，超過三分之一病人的呼吸道過敏病可能並非急性過敏原所導致的。

去病小知識

血液 IgE 的代表意義

IgE ＞ 100 陽性，代表過敏病人目前有急性過敏反應。然而，即使 IgE ＜ 100 陰性，可能僅代表最近並無嚴重過敏發作，不能論定病人不會產生急性過敏。更何況，陽性的判斷也跟年齡大小有關，年紀愈小者，陽性數字應該低於100才是，硬把100定做陽性的標準將有違準確性——也有可能是輕微過敏反應或者根本是慢性食物過敏原。

在三十六項急性過敏原中，共檢測了一〇七位病人。我用每一位病人的前十五項最高數值來做計算，前十五項過敏原排行榜如下：

1	Mite（D.P） 屋塵蟎
2	Mite（D.F） 粉塵蟎
3	Mute Biomia tropicalis 無爪蟎
4	Crab 螃蟹
5	Shrimp 蝦子
6	Wheat 麥麩
7	Egg white 蛋白
8	Almond 杏仁
9	Soybean 黃豆
10	Milk 牛奶
11	Timothy Grass 牧草
12	Candida albicans 白色念珠菌
13	Aspergillus fumigatus 煙色麴菌
14	Cat Dander 貓毛
15	Dog Dander 狗毛

上述結果告訴我們，急性過敏最主要的原因是塵蟎類汙染，至於食物過敏則以有殼類海鮮最多見，其次才是麥麩、蛋，與黃豆，牛奶則是排在急性過敏的第十名。

若做完以上檢測後（無論陽性、陰性，與是否完成三十六項急性過敏原檢測），卻仍持續受到過敏相關問題的長期困擾，請一定要做詳盡的一百二十三種急性過敏檢測，加上一百〇一項慢性過敏原檢測。

這主要是著重於食物方面的過敏檢測，雖然目前仍有許多醫師對此檢測持反對意見——其中一個反對理由竟是認定推薦此檢測的醫師是為了營利！但事實勝於雄辯，做完慢性過敏原後，您大多數的過敏敵人將無處可躲，只要三到六個月刻意避免接觸，並好好**養胃**、**健胃**，往後只要避免每天攝取這些過敏原，即可有效打擊過敏，甚至會完全忘記自己曾經有過敏的記錄，絕對是一個必要的檢查。

二〇〇六年，臺灣瀚仕功能醫學研究所的歐忠儒所長統計了六百三十三人的檢驗報告發現，臺灣人慢性過敏原中的前十名依序為：**牛奶**、**蛋**、**小麥**、**黃豆**、**花生及堅果類**、**玉米**、**魚和甲殼類海產**、**鳳梨**、**酵母**、**葡萄柚**。

我的診所病人是採用凌越生技的檢測，至於報告結果，除了葡萄柚之外，大致都與瀚仕的統計差不多。而若採用凌越公司幾年前的幾千位受檢者報告，則能看到一點差異，原本大家公認為慢性過敏原第一位的牛奶，退居至排行第五位——即便如此，牛奶仍然是我要過敏患者特別避免的食物種類。

去病小知識

養胃對治療過敏的重要性

七十%的免疫系統在人體的消化道內，**過敏就是免疫病，治療過敏一定先顧好腸胃**，好好對待它，吃溫和營養、好消化、高纖維的健康食物，喝暖暖的潔淨水分，只吃八分飽不暴飲暴食，依照大自然日出而做日落而息的定律生活……如此一來，我們的腸胃必定會回報我們，持續供應營養分子，滋養全身細胞。

食物以外的過敏原

呼吸道過敏的原因絕不僅僅是檢測中的三十六項或是高階的一百二十三項而已，現代人真正的過敏問題是出在**過度工業化**。

百年來，人類遭受三大工業毒害——尤其是化學工業毒，各種人造化學毒不斷發明，且多數都有揮發性，飄散在空氣中，經常有相關從業人員因不小心吸入揮發性有毒物質，發生嚴重打噴嚏、鼻塞、咳嗽，甚至氣喘的症狀出現；這種症狀並非一般過敏，而是呼吸道黏膜被化學物質刺激的急性發炎反應。

可想而知的，如果遇到的是長期低濃度化學物質刺激，其表現出來的症狀可能就和過敏反應一模一樣了。

每年冬春交替之際的霧霾天，是一個可怕的黑暗季節，不止充滿灰塵與塵蟎，還內含了許多有機物（上千種細菌、病毒）、一切塑化物、硫酸鹽、硝酸鹽、胺鹽、重金屬、黑炭類等等……族群繁瑣，罄竹難書。

我認為，霧霾絕對有可能是過敏與感冒的最大推手。霧霾會增加呼吸道的負擔，讓感冒患者已經腫脹的呼吸道黏膜遭受到霧霾中無數種奈米微細粒子的無情攻擊；單是尖銳多角的奈米重金屬粒子，便足以直接破壞呼吸道黏膜細胞、讓健康的人生病，遑論原本就已經感冒與過敏的病人了！

根據我的經驗，當霧霾天籠罩整個天空之際，就是過敏的好發天候，同時也是全民呼吸道感染的日子，此時，流感容易大流行，氣喘肺炎更是不斷。

病人會因空氣品質汙濁、PM2.5 過高而產生各種呼吸道問題，醫師更會因此接觸到比平時更多的病人與傳染原。

重金屬中毒的慢性免疫失調過敏

重金屬對人體的嚴重毒害人盡皆知。

由重金屬所形成的自由基會與含硫胺基酸形成共價鍵，干擾我們體內所有的新陳代謝、內分泌與抗氧化功能，因而促進自由基連鎖反應，造成細胞膜內的脂肪過度氧化，可以在體內產生自由基、產生毒素，使人因而致癌——在這當中，最容易引起這些免疫系統失調的有害金屬就是：**鎘、鉛、汞**。

重金屬汙染不但會引起一大堆疾病，更會引發過敏與氣喘。我個人十多年來發現，小孩子的過敏氣喘病大多數都有重金屬汙染問題，再加上錯誤飲食和偏食，腸道吸收、排泄不好，毒素也不容易排出。

現代的書畫色料很毒，充滿鉛、鎘、汞、錫、鋅等等重金屬，小孩使用後易從手指、口與皮膚進入人體內，因為半衰期皆長達二、三十年，可以說是永久定居在體內了，何況小孩子的肝臟解毒能力比成年人差，時間一長，中毒症狀就會浮現。

在前幾章中，我提過六歲小女孩因氣喘服用類固醇而影響成長的案例，但當時的我尚不清楚重金屬中毒在其中的影響。而今，我得以將重金屬中毒這項因子加入這十多年來治療過敏的重要心得中：

(1)大多數的過敏小病人在BVPM超高倍活細胞顯像顯微鏡下多可發現重金屬汙染。

(2)只要是發現過敏有重金屬汙染問題的小孩子，即使不予以治療，症狀也會隨著成長，而自然稀釋毒素，逐漸減輕甚至痊癒。

(3)嚴重過敏寶寶——無論是過敏氣喘，甚至是異位性皮膚炎，只要願意清除體內的重金屬汙染，通通會有驚人改善。

只可惜願意相信且照做的父母太少，大多數仍選擇不斷拿慢性病處方來吃、噴、吸、擦、抹，雖然依然能見效，但那不過是因為隨著成長而逐漸變成輕症了。

我整理一下自己的經驗與毒物學書籍所述大致上差不多，首先最常見的就是過敏氣喘發作與小孩經常感染、感冒時易感染的現象，其次就是反覆出現各種皮膚病如溼疹、乾癬、異位性皮膚炎等等，經常會這裡腫那裡癢的，然後您可能會有慢性疲勞、頭痛症狀，腸胃症狀也會一併發生，如腹脹、嘔吐、便祕、腹瀉、食欲不振等等。

許多家長更會發現一個無法解釋的情緒變化，為什麼剛出生時活潑可愛的孩子，在兩、三歲之後逐漸出現負面情緒症狀：抑鬱、悲觀、叛逆、無法集中精神、過動、身體不自主抽動、甚至有學習障礙、認知異常與自我封閉的嚴重心理症狀。長期下來，成年人會有更嚴重的中樞神經障礙，如癡呆症、四肢麻痺、顫抖、阿茲海默症等等，最後就是成年人最多也最可怕的致命疾病——各種癌症，我看到最多的是乳癌、肺癌、子宮頸癌、肝癌等等，真可說是百發百中，也許是我病人觀察得還不夠多，至今竟沒看過沒有重金屬中毒的癌症病患——這一點真是讓我一想到就頭皮發麻。

我剛接觸整合醫學時心中一則以喜一則以憂，喜的是我找到許多無解疾病的因，憂的是我竟然直到四十八歲才開竅。

所幸，病人在接受整合醫學治療後，恢復健康的報告、光亮細膩的皮膚與打從心底喜悅的表情，讓我經常備感溫暖，也讓我願意繼續孤獨地奮鬥下去。

診間故事

移除重金屬汙染後的明顯好轉

我最小的病人僅六個月大，因為全身關節處紅腫落屑，加上反覆鼻塞、咳嗽不癒，所有醫生皆診斷為嚴重過敏加異位性皮膚炎。因為小病人的情況嚴重，父母願意嘗試我的建議，結果從重金屬報告中清楚可知他有重金屬汙染情形，只經過短短一個月的口服螯合治療，便看見了明顯的改善，前後只連續治療了兩個月就痊癒大半了——紅潤白嫩的皮膚便是最好的證明。

看到媽媽含著淚光的欣悅表情，便是我堅持下去的最好動力。

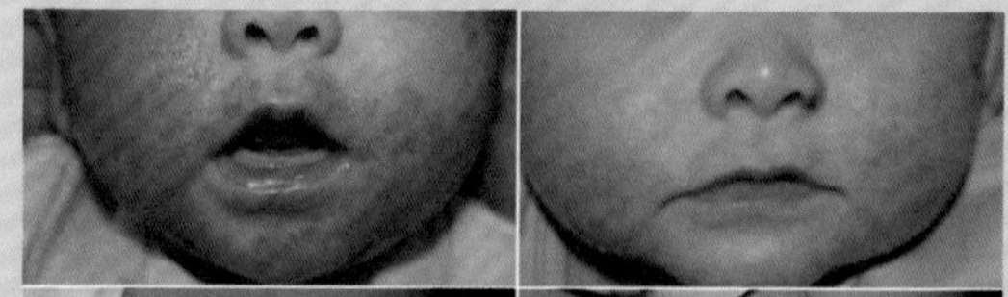

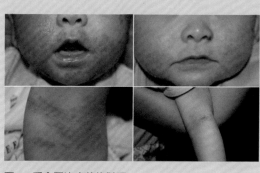

圖 12 重金屬治療前後對照

尿液重金屬檢測可見明顯的重金屬沉澱，確診後接受螯合治療，病情奇蹟式好轉，這也是一個啟示——重金屬問題愈早發現治療效果愈好。

腸道機能不良症的慢性食物過敏

過敏通常是體質加生活、飲食習慣錯誤所致，體質則有DNA遺傳的影響在其中，這點雖不可改變，卻可以利用後天的保養方式改善，甚至得到治癒。

過敏與腸道有直接關係，腸道擁有人體約七十％的免疫細胞，即有三分之二的免疫系統是在腸道執行。消化道的起點是口腔，經過咽喉、食道、胃、十二指腸、空腸、迴腸、大腸、直腸，終點是肛門，任何一段出問題，腸道就會不健康，將引起全面營養吸收及排泄的問題，尤其是小腸出問題後，腸絨毛膜會因腫脹發炎而產生破損，未完全消化的食糜便會塞入這些黏膜漏洞，進入淋巴管或微血管，產生一大堆自我防禦的免疫機制，長久下來便因此產生食物過敏現象。

不過這當然有解決之道，如果可以成功幫病人改善腸道健康，過敏問題就能得到改善，病人只要願意合作，大多皆能有良好反應。您的過敏病是不是被誤會了？一般的治療方式需不需要檢討一下？如果能加一點整合醫學、全人整體的觀念，不知有多少病人可以痊癒，不用再不斷看診、用藥緩解－再發作－再用藥緩解，繼續這種無止境循環的噩夢，直至生命終結？

想要擺脫過敏氣喘，勢必要改變現今的治療方式，遠離健保方式的對抗醫療才是上策，對抗療法的優勢來自於可以立刻發揮療效，對於急症呼吸窘迫患者絕對是第一首選的治療方式，但若將這種短視近利的對抗心態無限上綱，醫病雙方便都該深刻省思了。

只是，該怎麼做才好呢？四十年來，我看盡所有門診過敏疾病型態，無時無刻不在思考，真的沒有辦法治癒普羅大眾的過敏病人嗎？但是之前因為門診忙碌一直偷懶，知識領域停在剛開業水平，直到一點一滴累積整合醫療知識與經驗，才明白大多數疾病皆是有希望治癒的。好多症狀千奇百怪的過敏病人都得到了真正的改善，鼓舞著我堅持走下去，以下提供一點臨床心得，希望大家可以接納，下定決心實踐，才有改變未來的希望。

擺脫過敏的三大對策

過敏病人有三大重點改變自己，強化腸胃道並擺脫慢性食物過敏的糾纏。

重點1〉改變虛寒體質

如果您有過敏病，便說明了您多半是虛的體質。過敏最重要的是溫養腸胃、清潔腸道，首先要禁止所有寒、涼、甜食。我發現過敏病人真的特別愛吃這些會讓他們更嚴重的食物，每當我說完一長串禁忌清單後，病人的表情真是扭曲不已，還常常反問我，他沒東西好吃了，肚子餓了該怎麼辦？以後要怎麼活？

很多疾病真的是自找的，所以心態最重要，改變是一種智慧，想要身體好起來，忌口便是最簡單、也不需多花一毛錢的方法。再來就是生活作息要正常，不熬夜、睡足八小時就對了，不睡、少睡或晚睡，早晚一身病，這同樣是心態問題，只要有心，一定可以好好安排與調整。

飲食對策

過敏屬虛，要調理虛寒體質，首先需補充營養食物如蛋白質（肉類、豆類等）、高含量

Ω－3多元不飽和脂肪酸（魚脂肪、紫蘇油、亞麻仁油等）與深色溫性蔬果。再來就是用一點辛香料（香菜、蔥花、薑絲、洋蔥等）行氣，最後則是補氣，可以利用中藥（人參類、黃耆、紅棗、枸杞、甘草、當歸等）燉湯飲用，只要執行幾天必有功效，若能變成日常生活中的一部分，定能讓身體時常保持在健康狀態。當然了，多運動以強健體魄是永遠不可少的。

腸胃隨時保持溫暖，一年四季只喝溫熱潔淨的水分，所謂的丹田其實就是五臟六腑之本，把丹田溫暖了，腸道的一切功能自然容易維持正常。千萬別忘記，體溫主宰健康，人類體溫若低於三十六・五度，不僅會降低白血球活性與免疫力，同時也會減少腸胃蠕動與血液淋巴循環，消化機能勢必會跟著變差，腸道益生菌相變壞，小腸黏膜必然容易發炎並影響營養吸收，造成許多不必要的食物分子異物在未完全消化分解的狀態下直接進入血液中汙染身體，此時，開始過敏只不過是第一步而已。

這些大型血液異物也就是所謂的腸漏塊，我們的身體有辦法將它們分解再利用嗎？會變成滋養血中細菌黴菌、使其大量繁殖的食物塊？還是直接黏在血管壁阻塞與硬化血管？

這是我心中不斷出現的疑問，因為這樣的病人血液中經常會有上述現象，用量子儀器檢測經常攝取寒涼甜食的成年病人血液，發現其五臟六腑發炎情形以及動脈硬化指數偏高，只要能改變飲食習慣，所有不正常都會改善，這個臨床經驗鼓勵我相信腸胃溫暖健康是多麼的重要，中醫的養生理論真有大道理的，學西醫的我怎能不屑一顧呢？這樣子教病人吃喝生活，不用吃一顆藥就能看見改善，當醫師的我們不是更輕鬆嗎？

改善虛寒體質的另一個重點是避免陰溼環境，陰溼只會讓身體更虛寒。空氣不流通，各種塵蟎、懸浮微粒子與濁氣充斥，過敏症狀一定會更嚴重的，如地下室、大賣場地下樓層、地下停車場、山洞與隧道皆是不宜久待之處。

重點2〉潔淨無毒的身體

我發現，無論何種形式的過敏，多和不正確的飲食高相關，愛吃甜、煎、乾、炸、烤等高發炎飲食，又幾乎是外食族、夜貓族，接觸非常多速食與加工食品，體內的塑化劑、防腐劑與重金屬可能早已超標不少。

因此，養成習慣盡量不外食，盡量不用塑膠包裝、多喝潔淨的水、五顏六色的生鮮蔬果與五穀雜糧，盡量選購有機產品並洗淨所有食材，讓身體大大減少毒素攝取量。還要養成平日多運動的習慣，讓流汗排毒變成常態，一般幾個星期就能看見明顯的症狀改善。臨床經驗告訴我，身體愈乾淨，所有病痛都會自然緩解，就是這麼簡單。

另外還有一個最重要的檢測項目，就是頭髮或尿液的重金屬檢測，可以立即知道自己是否有重金屬超標問題。重金屬汙染是臨床上最難纏的狀況，重金屬在體內的半衰期又長達數十年之久，如果不透過刻意排毒，就算經過二、三十年，也僅能排掉原本一半的濃度而已，因此，檢測出是何種重金屬中毒更顯得重要了，知己知彼才能了解毒源頭，知道該如何避免接觸汙染。

重金屬中毒嚴重的人則需進行螯合治療，不但可清除體內重金屬，更能有效提升代謝與免疫能力，是清除重金屬最快速的方法；對於有嚴重過敏的重金屬中毒病人，我只能說，目前還沒看過螯合治療後不滿意的患者——只看過用一大堆理由懷疑、反對的人。有鑒於此，將重金屬檢測與治療納入過敏治療的清單之一，是我將來要努力推動與落實的重點工作。

診間故事、

重金屬毒超標的小女孩

我的第一位重金屬治療案例是十五年前的一位小病人，治療她的過程讓我感到既振奮也震撼——才七歲的她，重金屬毒超標的程度，是我接觸重金屬檢測治療至今，看過最嚴重的案例。

小女孩平時由外祖父母照顧，住在廣東的電路板工廠二樓，樓下便是工廠的作業現場。據其外祖母主訴，小小年紀的孫女天天生病、吃藥，體質很差，動不動就咳嗽發燒；為了這個難纏的感冒症狀，小女孩吃遍了中、西藥，短短兩年內便已花去了超過五十萬的醫藥費。他們正是為了這個所謂的「感冒」而到我診所掛號。

其實，小女孩的感冒根本不嚴重，我直覺應該是長期服用中藥加上工廠環境汙染所致。初診最大的印象是皮膚黑、異常好動、完全坐不住且不受掌控。透過顯微鏡乾血檢查，立刻發現了非常嚴重的重金屬中毒，頭髮檢測顯示超高標的破表數據。

接受螯合治療後，感冒的次數與嚴重性均迅速獲得改善，半年多的治療效果令人非常滿意，也不再需要服用任何藥物。這樣的改善只能用「神奇」兩字來形容，我怎麼能不加倍努力，讓病人知道對人體影響甚鉅的危害因子？

重點3〉檢查急慢性過敏原

這四十年來，過敏的人口比例大幅提高，為什麼會這樣？因為近四十年來高度工業化致使環境汙染大大增加，全面都市化造成人工食品的攝取大幅增加，每個人生存空間又大幅減小，自然環境與真正的有機食物更是大大匱乏。

過敏病人一輩子起碼要仔細檢查一次的最重要檢查就是慢性食物過敏原檢查，否則不知道過敏原是什麼，過敏發作了仍吃著過敏的食物而不自知，這種仗要怎麼打？

這個檢查至今仍少被人重視，為什麼？主要是因為病人得自己花錢，所以很難推動，再者，大部分病人在吃了抗組織胺與類固醇後便能迅速得到改善，既便宜又有效，何必再做其他檢查？然而，如果不對症治療，這樣的過敏便會反覆發作、永遠不會好，最後演變成慢性疾病，落入制式的治療模式，痊癒就變成遙不可及的妄想了。

慢性過敏的成因多由食物蛋白質過敏原造成，是這些食物經由腸胃道進入血液所引起。通常在攝取食物後的數小時至數天內出現症狀，發生率約有三四成，不可謂不高，是一個棘手的問題。過敏對健康的影響深遠，它會持續讓身體不斷慢性發炎，發炎反應又會讓體內的自由基不斷生成，如此的身體怎麼可能不生病、不老化？

雖然一個過敏病人知道自己對什麼東西過敏，應該是最重要也最需要的檢測，但我個人卻將這個檢測擺到最後才考慮，這當中的考量如下：

既然食物過敏原檢測費用昂貴又沒有健保給付，何必冒著被拒絕的風險建議病人去做？不如乾脆交代他們別碰排行榜上的前十大黑名單，不就幾乎就能阻絕大多數的過敏原了嗎？

其實，光是要病人限制雞蛋、牛奶等單一個項目，就已經困難重重了，還得加上魚蝦貝類、豆製品（包含豆漿和豆腐）、麵包和蛋糕……十樣都是最常見、最普遍、大家最愛吃的食物，要病人通通都不吃，談何容易？

我會要求病人做詳細的急慢性過敏原檢查，多半是為了讓病人乖乖聽話，從此不要再接觸這些會讓自己不舒服的過敏原——若不將科學數據擺在眼前，真的沒有幾個病人願意相信我的說法、乖乖的暫時忌口幾個月。光是透過檢測，便可以清楚得知自己的禁忌是什麼，少接觸自然能減少過敏反應，就是這麼簡單而已。

我個人統計資料也幾乎與大家相類似，在我送檢至凌越生醫的急慢性過敏檢測報告中，詳細的前三十名排行榜是：

排行	IgE	排行	IgE	排行	IgG	排行	IgG
1	粉塵蟎	16	杏仁	1	黃豆	16	蝦子
2	屋塵蟎	17	蛋白	2	小麥	17	四季豆
3	熱帶無爪蟎	18	白色念珠菌	3	花生	18	花豆
4	貓毛	19	小麥	4	蛋白	19	葡萄
5	螃蟹	20	蟑螂混合*	5	牛奶	20	南瓜
6	蝦子	21	花生	6	腰果	21	蚌
7	早熟禾	22	腰果	7	杏仁	22	牡蠣
8	蚌	23	黃豆	8	蛋黃	23	綠豆
9	花枝	24	奇異果	9	大蒜	24	紅豆
10	梯牧草	25	鱈魚	10	鱈魚	25	蕎麥
11	狗毛皮	26	刺莧草	11	葡萄柚	26	蜂蜜
12	牡蠣	27	羊蹄草	12	奇異果	27	薑
13	百慕達草	28	牛奶	13	螃蟹	28	麵包酵母
14	蜂蜜	29	麵包酵母	14	花枝	29	豌豆夾
15	構樹	30	葡萄柚	15	蓮子	30	蚌

* 蟑螂混合（cockroach mix）指檢測的蟑螂品種有兩種（含）以上。

然而，我通常不隨便建議病人做這項檢測，至於哪些病人我會建議做慢性過敏原檢測呢？

(1)確定沒有重金屬汙染的病人

重金屬中毒會干擾所有酵素系統與新陳代謝，是過敏的主因之一，若經檢查沒有明顯重金屬問題，或者是已接受螯合治療、成功清除重金屬毒後，過敏現象仍然繼續為虐者，我才會建議病人進一步找出擾人的過敏原。依照正常情形，大多數有明顯重金屬中毒的病人，只要願意接受重金屬清除的治療，過敏通常就會迅速消失，真的很少有病人需要再接受慢性過敏原檢測。

(2)久病不癒、有消化問題的診所常客

這一點也是必要的條件。久病代表身體虛弱、免疫力差，消化道機能不佳者，動不動就容易肚子脹、便祕與腹瀉……診所的常客通常都是對我有一定程度信任的老病人，在想改善自身健康、想知道自己可能對哪些食物過敏的前提下，通常都願意接受建議，去做進一步檢測。

一般而言，這兩項必要條件符合之下，我才會請病人接受檢測，而這種病人的檢驗報告中往往也會發現一大堆禁忌食物（報告會清楚寫明哪些食物能吃或不能吃，一切有所本，實際做起來也會比較容易），只要忍耐幾個月避免攝取，得到的效果一定最好。

至於幾個月後是否還能重拾這些禁忌食物？其實，免疫是可以學習適應的，我發現，幾個月不接觸過敏食物，讓腸胃內的食物過敏免疫反應逐漸停止、休養生息後，以往便祕、腹瀉、食欲不振等常態多能自然而然的獲得改善——如果能另外補充益生菌效果更好。這些聽話的病人往往會從常客變稀客，醫病之間常保良好關係，讓我覺得分外溫馨且充滿成就感。

想治好過敏症，請給我們一點時間，自己也要出一份力，改變原本易造成過敏的生活習性。整合醫學不只是治療過敏，而是以完全調整身心健康為主；我經常告訴病人，無論是什麼病症，我的治療方法就只有一種：**降低發炎指數、強化抗氧化能力與強化腸胃道**，不同的只有劑量與種類。只是，整合醫學需要時間來改善過敏的身體，雖然每天多半都能看到持續的進步，但總是容易被嫌慢，甚至因瞑眩反應（好轉反應）而遭責難，不可能像西藥——尤其是抗組織胺與類固醇——那麼迅速有效，讓症狀在幾小時內消失的無影無蹤。

依據整合醫學理論，從身體排毒到潔淨，強化腸胃系統達到免疫改善，補充營養素來重建活化正常生理機能，總是需要三到六個月以上的時間。雖然耗費時間看似不短，但能完全配合者往往能得到全面性的改善，這是我在臨床上親眼所見的鐵證。

咳嗽的其他相關疾病

從老人咳到胃食道逆流、癌症

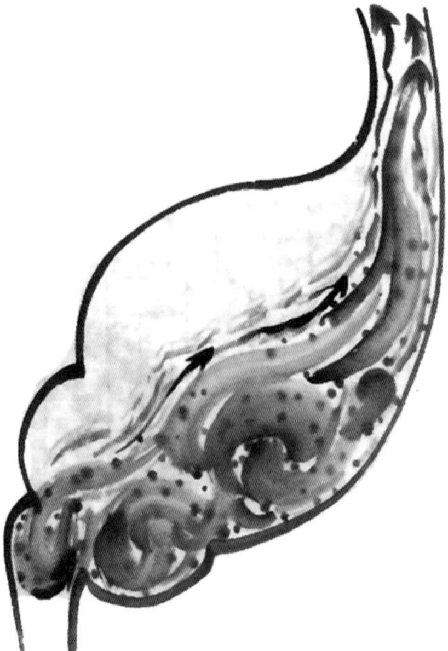

接下來，我們將來探討表現出咳嗽症狀的其他疾病。

惱人的老人咳

年紀大了，常覺得氣喘吁吁嗎？**請不要認命，也不需認命**。許多被認定為慢性咳嗽氣喘的患者，需要長期服藥，難以痊癒，然而，這真的是氣喘嗎？老來氣喘不是真氣喘，多半是老化加上身體抵抗力降低、共生壞菌太多所造成的。

在我的門診中，常有老年人因經常咳嗽、有痰而來看病，這類病人也多會主訴這是老人咳、治不好，「多年來中醫、西醫都看過了，就是沒用，今天來，還是想看看這個老問題有沒有辦法治好……」

老人喘咳不是氣喘，這一點請一定要相信。

很多老人會在五、六十歲以後開始反覆咳嗽，患者經常被醫師告知這是過敏咳，只要吃吃藥、打打針就會好，結果卻始終沒有好全。也有症狀較嚴重的患者會被診斷為氣喘或慢性氣管腫脹狹窄的喘鳴，但長期服氣喘藥也不能痊癒，甚至得隨身攜帶一、兩瓶支氣管吸入劑，定時使用。明明平時一點也不喘，但就是會持續的反覆咳嗽，所以總會問我：「這真的是氣喘嗎？怎麼這麼難醫治？會好嗎？」

我在當住院醫師時，教授們對這個病症常用的診斷是Aberrant Cough，我譯為「奇怪的咳」，一般不嚴重，就只是咳喉嚨卡卡，不一定有痰，做檢查也沒有什麼異常報告，可能原因是輕微過敏或者當做慢性發炎看待。

然而到了今天，我發現這並不是過敏，而是感染問題。

人年紀大了，體力各方面變差，就容易會有此病症，醫師一定要審慎的判斷。氣喘是支氣管黏膜接觸到**會讓人過敏的物質**後，引發支氣管腫脹收縮與大量分泌痰液所致，如果不能經由問診或任何過敏原檢測確認，我一定不會對病人下氣喘這個診斷。

不過，有一個情況特別容易造成混淆，那就是——過敏性體質的病人嚴重感冒時，有時會引發急性氣喘症狀，此時仍需先以氣喘治療救急。然而，這應該是病毒與細菌感染之後，呼吸道黏膜發炎腫脹、分泌物阻塞氣管造成的哮喘才對，所以一定要跟病人解釋清楚：**急性氣喘是嚴重發炎所導致**。

老人家體力差，血液含氧量不足，假使原本就有肺部的問題，就比較容易會引發呼吸急促的惡性循環。更有甚者，老年人血壓易飆高，肺部感染腫脹可能會壓迫肺動脈，除了會喘鳴，甚至可能導致心臟衰竭症狀，此時應立即轉診至大醫院急診、住院治療，千萬不要認為只是氣喘而已。

人一旦步入中年，都會感受到歲月不饒人，別忘了擁有健康才能擁有一切，一定要先找出可能的病因做治療，重建呼吸道正常的生理機能，自然能遠離所有呼吸道疾病；醫師也一樣，要隨時更新知識，尋找更好的治療方法。

鏈球菌或更嚴重的肺炎鏈球菌、綠膿桿菌

三者皆屬急性感染，常會造成致命肺炎。

幸好今日醫學進步與疫苗普及，極少有廣泛性發生社區感染的狀況。個案的控制自然簡單許多——重點仍在如何增強抵抗力並保護腸道健康，在非不得已需要使用抗生素時，也盡量使用最原始的第一線抗生素（泛指廣效、藥效較普通但安全性相對較高的抗生素）就好——這一點可能才是今日第一線醫師們最大的挑戰。

非結核分枝桿菌與肺結核（屬慢性感染）

我發現，非結核分枝桿菌感染在今日似乎有增加的現象。臨床上，非結核分枝桿菌可引起多種器官感染，根據臺大醫院的報告，臺灣的非結核分枝桿菌感染還是以肺部最多。

在我的門診中，若用健保正常程序治療而效果不彰，超過兩週依然持續咳嗽者，為了確診並避免耽誤病情，我會直接幫病人採取血液抹片，在顯微鏡下觀測是否有黴漿菌感染的情形，若看到的都是滿滿的黴漿菌，只要使用抗黴漿菌抗生素，補充營養素並溫暖飲食，持續治療兩週左右多半可以成功治好。

若依然無效，我會先建議病人照胸部X光，確定沒有肺炎、肺積水或者是肺癌之後，再考

處是否為非結核分枝桿菌，才直接給予用藥或轉診至大醫院做進一步的分析檢測。為什麼要如此建議呢？這是因為我曾再三詢問過診所簽約的醫學檢驗所，該如何確診非結核分枝桿菌甚至是結核菌，得到的答案是：需要經過三個月的痰液培養才能確認，因此，非結核分枝桿菌的確診本身就是一個難題。

慢性支氣管擴張症

這是一個折磨病人呼吸不到足夠空氣的慢性病，是所有慢性肺部感染最終的後遺症，除此之外，極少數的先天氣管纖毛運動異常也會導致慢性支氣管擴張症。

因此，任何咳嗽病都不能輕忽，一不小心就可能會傷害到肺部組織的完整性。咳嗽是肺功能的一種保護反射，然而咳久了，肺泡結構一定會受損，迎來**組織發炎、腫脹、纖維化的三部曲**——如果有反覆咳嗽不癒的狀況，一定要趕快治療，避免發生支氣管擴張症！

過去，經常有病人拿一張胸部X光片（現今多半是CD片）來請教我，說他被診斷為支氣管擴張，該怎麼辦？會不會好？

我的答案都一樣：支氣管擴張一旦發生，就不可逆轉了。不過，我們仍然可以努力增強剩餘的正常肺部機能：除了正常治療外，平常多做蒸氣浴、多吃有化痰功效的香菜類飲食，攝取各種營養補充品並注重生活周遭的空氣品質。

跟著醫生這樣做

好處多多的香菜

根據《本草綱目》的記載，香菜（即芫荽）具有辛溫香竄、內通心脾、外達四肢的功效。

《羅氏會約醫鏡》則記載，香菜能辟一切不正之氣，散風寒、發熱頭痛，消穀食停滯，順二便，去目翳，益發痘疹，這些在在說明了香菜有行氣、活血、化痰之功效，呼吸道疾病患者當然多服有益。

不僅如此，香菜因為富含芳香性揮發物質，讓它具備了排重金屬汞鉛中毒之功效，這也正是我多年來極力推薦多吃香菜的最大原因。

退伍軍人症

我個人四十年來並沒有診斷過退伍軍人症，一般而言，此病症是由退伍軍人症病毒感染，主要感染途徑是大樓的中央空調冷卻系統、儲水槽長期循環不良或積水汙染，也會經由汙染的溫泉、噴水池或老舊水管傳播。

其特點是不會經由人與人之間的飛沫和飲食傳染，且容易傳染給年長者、免疫力差的慢性病患者。

矽塵症

矽塵症是各種礦廠、石材加工廠、珠寶加工廠，以及上述廠區之鄰近社區的「專利」，這種細細的粉塵——尤其是石棉——一旦被人體吸入、黏著在呼吸道，將是非常危險的事，人體幾乎永遠無法將之排出去。

我永遠不會忘記，在當實習醫生時，一個老礦工在我面前缺氧窒息而逝世的景象，那種完全吸不到空氣的痛苦，真是太可憐了！所有相關從業人員一定要做好防護措施，千萬要重視自己的健康。

化學酸鹼藥劑吸入

化學藥劑吸入也會造成嚴重咳嗽症狀。偶爾可見病人帶著嚴重咳嗽，表情痛苦的進入診間求診，他們大都是化學工廠、電子廠或電鍍廠從業員，整個呼吸道看得到的部分都可見黏膜腫脹甚至潰瘍，一定要小心防範。

若吸入的是酸性氣體還算事小，萬一是強鹼氣體，那就是大麻煩了——酸侵蝕是表面燒灼，但鹼侵蝕會導致深度灼傷，嚴重性大得多（當然了，大量的酸吸入或食入一樣會致命）。

面對這種病人時，我都會先問對方上班有沒有戴口罩，得到的回答清一色都是：沒有。

唉……這才是重點啊！在一個空氣中隨時可能充滿化學物質的工廠廠區內，絕不可以在聞到味道後才戴上口罩，防護衣、防護手套、N九五口罩最好都要全程穿戴才行。酸鹼化合物是各種金屬的溶劑，不是忍耐一下這麼簡單的；此外，在這種環境生活與工作的病人，往往也都有重金屬中毒的問題——同樣是嚴重的健康威脅。

我在臺大耳鼻喉科代訓時（代訓醫師指還在受訓的醫師，有些醫師為了學習，會到其他科或其他醫院進一步受訓），就有過一個刻骨銘心的經驗。

一名病患喝鹽酸自殺，家屬撥一一九緊急送診搶救，因其咽喉完全腫脹而堵塞，立即切開氣管挽救一命。

隨之而來的後續治療就跟救治燒燙傷病人一樣，但卻更為棘手：從嘴唇、口腔、咽喉、食道到胃部，全都有攣縮纖維化的情況，在進行各種整型手術之餘，還要不斷用通條撐開，保持一個食物通道。病人完全無法經口進食，只能用胃管灌食，吞嚥口水的功能也完全喪失，動不動就流入氣管造成嚴重嗆咳。我甚至受李憲修教授之邀，至日本國際性醫學會議發表此病例的報告，不過，照顧這名病患的辛酸，遠遠不及病者本人所承受的巨大痛苦——大家一定要珍愛自己的寶貴生命，不要在衝動之下傷害自己。

特別舉出這個病例，是希望大家重視空氣與水的問題，不可輕忽。突然吸到異味刺鼻的空氣，一定要立即閃避，用衣物當口罩暫時防堵，並且立即就醫；喝到奇怪、味道不對（如酸澀苦麻等）的任何液體，請立刻吐掉，用乾淨的水漱口，然後立即就醫——住在工廠工業區旁的人最需謹慎小心。此外，食用任何購自賣場的食物前，要習慣性的先小嚐一口，確定一切正常才能大快朵頤。

肺癌

罹患肺癌當然也會咳嗽，它的初期症狀非常像一般的感冒咳嗽，因此只要咳三週以上，治療沒有反應，而且體重、食欲莫名降低，咳嗽常帶血痰，甚至有莫名的胸背疼痛時，一定要至區域醫院甚至大型醫學中心接受進一步胸部X光檢查，有疑點時則需要CT與MRI掃描（電腦掃描與核磁共振），或自費更高階的256切甚至512切CT檢測。

一位住在美國的友人妻子背痛加上輕微咳嗽了幾個月，回臺後至醫院檢查確認為肺癌，短短兩、三個月內就走了；這對我也是一個重大打擊，當時的我根本想不到一個三、四十歲女人的久咳竟然會是癌症，否則早該催促她盡早回臺檢查了。這個經驗再次提醒我，任何一個病人都是活生生、真真實實的寶貴生命，面對他們時，永遠都要謹慎再謹慎。

胃食道逆流

胃食道逆流的定義，其實就是胃酸分泌太多，食道下端的賁門擴約肌鬆弛，讓胃酸逆流，加上胃酸的蒸氣上沖，刺激食道和咽喉黏膜發炎受損，造成病人感覺有吐酸水、火燒心、喉嚨痛、卡卡有痰等症狀。

我個人認為，胃食道逆流並不會造成咳嗽。理論上來說，任何非正常的分泌物誤入氣管才會造成刺激與咳嗽，但若沒有主訴為噁心、嗆酸水症狀後才引發咳嗽，實在很難診斷為胃食道逆流。

我經常看到胃食道逆流的病人已連續服用西藥長達五年、七年之久，卻仍不見好轉，此時是否該認真考慮，這真的是胃食道逆流嗎？許多人都有過胃食道逆流的經驗，例如吃太飽、甜食吃太多後嘔一點酸水，然而，這很可能其實只是突然間來不及消化食物所造成的胃脹、胃酸逆流現象。

不過，我倒是有一個發現，會反覆咳嗽的病人當中，主訴胃腸不好、容易脹氣、食欲不振者，可以說是比比皆是——幾乎每天都有這種主訴症狀的新病人出現在診間。他們因為喉嚨老是有痰，經常會咳一、兩聲，也長期被診斷為胃食道逆流、鼻涕倒流、甚至慢性咽喉炎，但一直不得痊癒。

我碰過許多長期被診斷為胃食道逆流的病人，發現只要肯補充益生菌、酵素，不吃所有寒、冷、涼、甜的東西，短短幾週後幾乎都可見症狀消失，不用再吃任何胃腸藥。我也因此經常勸告病人，除非是嚴重的三高（高血壓、高血糖、高血脂）和特殊慢性病（各種罕見疾病和先天性疾病）等例外，否則寧可盡量從生活和飲食中去改善，也不要養成長期依賴西藥的習慣。

有鑑於此，我在治療病人的咳嗽期間，按例都會同時補充益生菌與酵素，結果也確實收到了廣大的迴響。

結語

我們能夠學習減少使用健保卡嗎？

健保真的好方便，什麼不舒服——即便是早晨打個噴嚏——都能趕快去掛號，何況鄉鎮城市內的大、小醫院診所林立，方便程度可能不亞於便利商店。

《柳葉刀》（Lancet）二〇一〇年統計，世界各國每十萬人的加護病床數中，臺灣擁有全球第一多的加護病床，比第二名的德國多六・三床，比韓國多十三・九床，更是日本的七倍之多；此數據反映出臺灣擁有全世界最方便的健保醫療，相信任何一個在國外看過病的人都能證明。此外，根據英國「經濟學人」（Economist Intelligence Unit，EUI）二〇〇〇年所做的國民健康評比，臺灣民眾名列全球第二，這也得歸功於臺灣優質的醫療服務細心照顧出健康的居民。

看到國外這些統計對臺灣醫療服務的盛讚，身處其中的我反而一直在思考，這究竟代表了民眾非常重視健康，還是我們的醫療方向扭曲了？這些看似優秀的統計數字，其實完全不能反映我們所面臨的醫療現況。

過度的發展是福還是禍？

可別忘記了，「廉價醫療」——尤其是斤斤計較的基層診所，要想在微薄的健保給付下生存，就得為五斗米折腰：能增加非健保項目，倒還多少能改善這種困境；純粹仰賴健保門診的，就得想辦法節流與增加回診率——藥物盡量省，只做症狀對抗，反正也不缺能夠說服病人的完美說詞。

今日的民眾動不動就要看病吃藥，任何疾病都要求制式的對抗治療；加護病房的情況同樣如此，病人明明已到了最後一刻，病人家屬卻不願放棄任何急救過程，甚至還會請民代關心，表現出救治到底的孝心……只是，人力如何敵過死亡的召喚呢？真是應驗了那句「病人太痛苦，家屬最辛苦，醫護白辛苦，健保好痛苦」啊！

在臺灣，民主變成民粹當家，連專業也難以與之對抗，因為一頂「草菅人命」的大帽子蓋下來，醫護人員根本無力招架——然而，我們真的需要好好省思，一點小病就使用健保卡、臨終住進加護病房還要急救至最後一秒，真的是完全正確的嗎？

十八世紀的英國工業革命改變了全球人類的生活習慣，美其名是進步和繁榮，背後隱藏的卻是破壞和汙染。短短的兩百年當中，農藥的發明、基因改造等讓食物的產量大大提升，品質和營養卻大不如前；抗生素大幅延長了人類的平均壽命，卻也讓我們因此嚐到惡果——不再因為感染而輕易致死，過度的依賴卻讓體內原有的一些共生菌消失了。

二〇一二年七月號《科學人》雜誌的分享的主題是「與細菌共享人生」，當中提及，科學家發現多形凝桿菌（Bacterioides thetaiotaomicron）有助人體消化及吸收營養，幽門螺旋桿菌則對調節食欲有重要的影響——幽門螺旋桿菌的存在對人體可能有幫助，這樣的發現絕對是一個震撼！

身為醫者，我一直存在「幽門螺旋桿菌一定要清除」的觀念，然而，華肝基因公司董事長陳昌平博士在演講中提及，他利用幽門螺旋桿菌抗體移除胃潰瘍病人的幽門螺旋桿菌，他也親口告訴我，絕大多數人的體內都有幽門螺旋桿菌存在，加上《科學人》的這篇報導，是不是告訴我們，有潰瘍時才需要清除幽門螺旋桿菌，正常人的幽門螺旋桿菌卻能調節胃酸分泌、避免不斷飢餓進食讓身體過胖，反而是對身體健康有幫助的。

四十年的臨床經驗中，我不斷遇到如此翻轉醫學觀念的事情，同時也提醒著我，治療病人千萬不可過於決斷，一定要留一點機會給病人。

與大自然和諧共生

羅伯・唐恩（Rob Dunn）的《我們的身體，想念野蠻的自然》（The wild life of our bodies：predators, parasites, and partners that shape who we are today）清楚說明了地球生態圈與人體生態圈的多樣性，在二〇一一年榮獲書評網站（Booklist Online）評選為十大健康類書籍。

人體猶如一座小生態圈，充滿微小生物，今日富裕與現代化的生活恰巧破壞了其中的微妙平衡，主流醫學卻主張全面消滅人體內有害的微生物，真的是對的嗎？身為一名臨床醫師，我很清楚以下現狀：**面對許多的疾病，主流醫學只是以緩解症狀與殺死致病原的方式在施行治療，對於早已不健康的身體卻毫無作為。**

那麼，我們有機會改變這個西醫引以為傲的「絕技」嗎？對此，我個人是不怎麼樂觀看待，不過，把這個快速演進的治療方式融入整體醫學卻是可能的，整合醫學就是擷取西醫醫學的好，再配合上統稱為自然醫學的中醫醫學、能量醫學和印度醫學等等，絕對可以相輔相成，從整體的健康開始調養。

改變一點觀念，多注意養生、多吸收健康知識，多一點花費在保健養生上吧！絕對比三不五時就拿健保卡看病吃藥、打針更有必要。找回有機的生活，從小小的自己做起，盡量減少化學產品的使用，採用天然生產的材質……一起愛護地球就是愛護自己。

「咳嗽與黴漿菌的關係」是我身為耳鼻喉科醫師多年來的診療經驗與觀察心得，雖然我已透過自身臨床經驗證實了我的觀察，但目前仍少有人重視此議題，相關研究與期刊也非常少見，衷心期盼撰寫本書能起到拋磚引玉的作用，讓各界的專業人士對黴漿菌議題產生關注，進而投入研究，造福更多人；此外，黴漿菌的研究對於今日新冠肺炎全球疫情必然也是適用的，在未來的歲月裡，我必然會向大家做出報告，請讀者拭目以待。

每個人都是有限的生命，但我們必須為無限下一代的繼起生命負起責任，期望大家共勉之。

流感疫苗的不建議施打標示

所有的藥物警示說明都鉅細靡遺，但字體很小，一般人不會注意。

is allergic to any of the ingredients of this medication or any trace products found in this medication （for a complete list of ingredients and trace products, see "What forms does this medication come in?"
has an active neurological disorder
has an acute illness （except for minor illnesses）
打了疫苗可能會有的副作用與所有可能反應如下：

Many medications can cause side effects. A side effect is an unwanted response to a medication when it is taken in normal doses. Side effects can be mild or severe, temporary or permanent. The side effects listed below are not experienced by everyone who takes this medication. **If you are concerned about side effects, discuss the risks and benefits of this medication with your doctor.**

The following side effects have been reported by at least 1% of people taking this medication. Many of these side effects can be managed, and some may go away on their own over time.

Contact your doctor if you experience these side effects and they are severe or bothersome. Your pharmacist may be able to advise you on managing side effects.

aches or pains in muscles
fever
general feeling of discomfort or illness
tenderness, redness, or hard lump at place of injection

Although most of the side effects listed below don't happen very often, they could lead to serious problems if you do not check with your doctor or seek medical attention.

Seek immediate medical attention if any of the following occur:
symptoms of a severe allergic reaction （e.g., swollen face or throat, hives, or difficulty breathing）

Be sure to mention any side effect to your doctor, as it may mean that you are allergic to the vaccine. If so, it would not be safe for you to have more doses of the same type of vaccine.

Some people may experience side effects other than those listed. Check with your doctor if you notice any symptom that worries you while you are taking this medication.

Are there any other precautions or warnings for this medication?

Before you begin using a medication, be sure to inform your doctor of any medical conditions or allergies you may have, any medications you are taking, whether you are pregnant or breast-feeding, and any other significant facts about your health. These factors may affect how you should use this medication.

Allergic reactions: Rarely, this vaccine may cause severe allergic reactions. This is why your doctor may ask you to stay in the office for about 30 minutes after having the vaccine so that you can get medical care if you experience an allergic reaction. If you notice signs of a severe allergic reaction （hives; trouble breathing or swallowing; or swelling of the lips, face, throat, or tongue）, get medical attention immediately.

Bleeding: If you have a bleeding disorder or if you take anticoagulants （blood thinners）, talk to your doctor about how this vaccine may affect your medical condition and whether any special monitoring is needed.

Guillain-Barre Syndrome（GBS）： Guillain-Barre Syndrome, a neurological disorder, has been rarely reported after this vaccine is given. If you experience any weakness or tingling in the legs, arms, or upper body, contact your doctor. Most people recover fully from GBS.

Immune system: As with any vaccine, influenza vaccine may not be as effective for those who have a weakened immune system （e.g., people on chemotherapy, people who have had an organ transplant, or people with HIV）.

Vaccine protection: As with any vaccine, this vaccine may not protect 100% of people who receive it. The vaccine only provides protection against certain strains of the flu virus - the ones from which it was prepared （or ones that are closely related）.

Pregnancy: If you are or may become pregnant while receiving this medication, talk to your doctor about the risks and benefits of using this vaccine. The National Advisory Committee on Immunization recommends influenza vaccination for healthy pregnant women.

Breast-feeding: Breast-feeding mothers can receive the influenza vaccination.

Children: The influenza vaccine is not recommended in children under 6 months of age.

附錄二

無塵看診設備

我自己的診所為了防止病菌擴散，啟用全台灣第一家無塵看診候診設備。

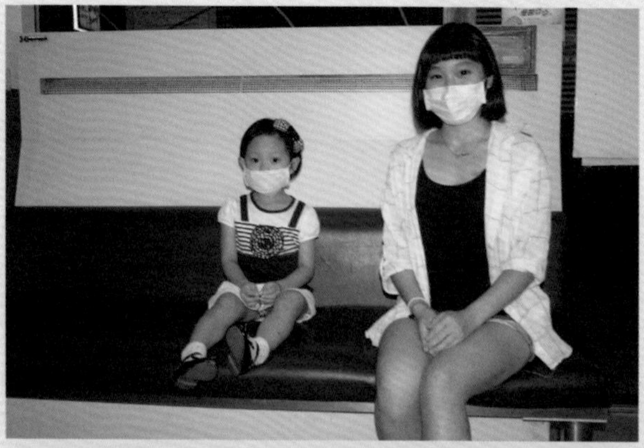

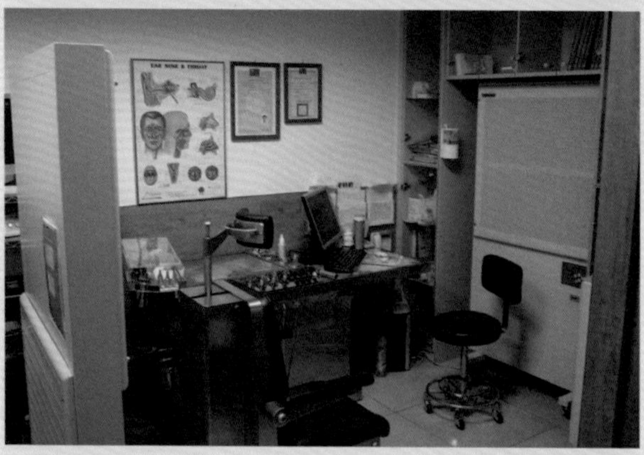

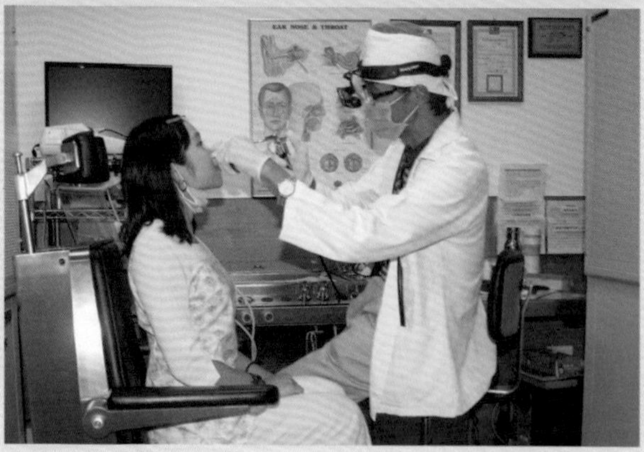